El Método Científico para la Cura de la Addicción

El Método Científico para la Cura de la Addicción

El Método Científico para la Cura de la Adicción

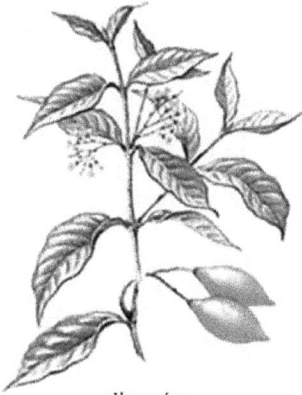

Ibogaína

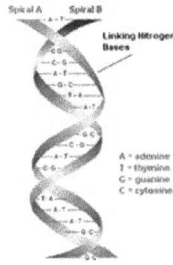

Doble Hélice

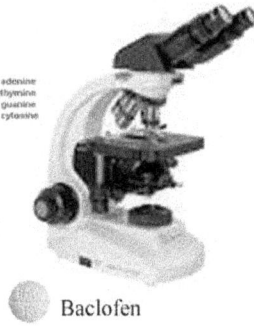

Baclofen

Milton Franklin: Autor
Yolanda Franklin: Jefe de Redacción
Katheryne Polanco Abreu: Asistente en traducción

El Método Científico para la Cura de la Addicción

ISBN   9781627190022
El Método Científico para la Cura de la Adicción
Milton Franklin, Autor
Yolanda Franklin, Jefe de Redacción
Ketheryne Polanco, Asistente en Traducción
Nigel Franklin, Editor Asistente
Milton Franklin Jr., Ilustrador
Publicado por Vizcaya International Inc.

El Método Científico para la Cura de la Addicción

El Método Científico para la Cura de la Addicción

Tabla de Contenidos

DEDICACIÓN

Este libro está dedicado a los padres y madres que han visto su más preciado tesoro arrebatado de su lado por una plaga que realmente no debería tener razón de ser. La plaga de la adicción. En demasiados casos, el placer sentido por los padres por haber tenido la suerte de tener un hijo sano, es arrebatado, cuando ese hijo cae víctima de una de las muchas sustancias adictivas disponibles en nuestro entorno social. El protocolo médico al que nos referiremos en este libro cumple su cometido para las sustancias conocidas como el alcohol, la cocaína y la heroína en sus múltiples formas, y omite referirse a la gran cantidad de drogas de diseño que han inundado el mercado en los últimos años. Lo que sabemos sin embargo es que nuestra organización; el Centro de Desarrollo Intelectual; define con claridad, la razón por la cual los jóvenes experimentan con las drogas, convirtiendose con el tiempo en adictos. La situacion es sumamente compleja pero invertimos el tiempo y el esfuerzo que se requiera para analizarlo a fondo. Nuestros consultores expertos están suficientemente adiestrados y dispuestos a guiar a nuestros miembros y sus seres queridos a alcanzar un futuro sin farmacodependencia de ninguna índole. Instamos a los padres a familiarizarse primero con las estructuras organizativas que hemos creado para este propósito a medida que buscan ayuda para sus seres queridos.

INTRODUCCIÓN

En el mundo complejo de la adicción se hayan dos pensamientos basicos. El primero y más antigua, declara que para la addicion no existe cura alguna, y que los adictos estan condenados a una vida atada al programa de los Alcoholicos Anónimos y sus reuniones diarias, con la continua posibilidad de recaída, la cual conlleva a una vida de temor y ansiedad. El otro es el enfoque médico que promueve la idea de que la comunidad científica, con un historial de haber conquistado una serie de enfermedades en el XIX y XX no tardará en emerger con una cura para la enfermedad de la addicción, es decir si no lo ha logrado ya. Muchos alegan que este logro ya se ha dado. La comunidad médica / científica ya tiene la sartén por el mango en este debate, ya que se ha convertido en norma de que cualquier persona en necesidad de tratamiento debe someterse primero a la desintoxicación, y la desintoxicación es un procedimiento médico altamente complejo en el que el paciente recibe medicamentos para la limpieza del hígado, el torrente sanguíneo y otros órganos que necesitan esta limpiezs de las toxinas depositadas allí por el abuso de las sustancias químicas. Sin este primer paso el paciente no es capaz de participar en el proceso terapéutico. Culaquier entidad o persona ignorante a las atrocidades que ha sufrido la humanidad a raíz de la ignoranciad debería tener la decencia de abstenerse a entrar en este debate, ya que el resto del mundo ha cruzado este umbral. Nos toca ahora darle campo a la ciencia para que establezca su dominio sobre este tema, persuadiendo a los adictos y sus seres queridos a que abran sus mentes y que se sometan a un proceso del cual pueden alcanzar la liberación y el avanze en todo el sentido de la palabra.

No habiendo experimentado con drogas ilícitas, además de no tener familiars atrapados en las garras de esta epidemia es difícil para algunos comprender lo que me impulsa a liberar esta batalla contra la adiccion. Pero la respuesta es simple, nadie sabe lo que le espera en el futuro. No soy capaz de saber de antemano si alguno de mis descendientes puedan sufrir la mala fortuna de ser víctimas de esta enfermedad. Es muy possible también que mi compromiso con la adicción posee un significado mas profundo o un motivo mas alto. Trabajando con adictos a travez de los años he llegado a conocer a algunos individuos muy especiales, muchos dotados de un intelecto extraordinario que de no ser por la adiccion estuviesen en posiciones de renombre y comodidad. Muchos de ellos se encuentran repletos de energía y motivación. No tengo la menor duda de que al superar el mal que padecen, muchos llegarán a unirse a esta campaña contra la ignorancia y la impotencia, y mucho más importante entre estos, la campaña contra todas las formas de abuso infantil. En estos momentos, las niñas de ocho, nueve y diez años de edad están siendo sometidas a la mutilación genital, sellando y cosiendo sus heridas de las formas más crudas, utilizando espinas y ramas encontrados en los arbustos y los árboles mas cercanos. Muchas de estas niñas mueren durante el parto debido a que las cicatrices de estas heridas no se amplían suficientemente para permitir el paso del nacimiento del bebé. Este tema lo

cubre George Clooney en un nuevo documental denominado *Holding up the Sky*, S*ostienendo el Cielo.*

Durante un entrenamiento de seis meses con el Estado de
la Florida como agente encargado de la Protección de Niños, e invetigador de casos de abuso a los menores de
edad, tuve la oportunidad de presenciar personalmente el
trauma que sufren algunos niños en sus años de crecimiento, y como este trauma contribuyó a su comportamiento
auto-destructivo, y como consecuencia el abuso de las sustancias químicas como adolescents o adultos. Obviamente,
no todos los niños abusados recurren a las drogas en su
adolescencia pero el porcentaje es muy alto. Lo imprescin-
dible es que entendamos que todos los niños merecen ser
felices, y si no lo son, significa que hemos fallado como
especie. Cuando fallamos en el cuido y la protección de la
niñéz, la sociedad paga un alto precio, ya que estos niños
son los que terminan en las prisiones, instituciones psi-
quiátricas, o en centros de tratamiento.

Este deseo de conocer al sufrimiento humano me llevó
al campo de la sicologia   después de haber estudiado y
llevado una vida en el campo de las Ciencias Políticas. este
mismo deseo me ha traído al campo de la addicción y la
conducta auto-destructiva.   Durante los años 90 tuve la
oportunidad de trabajar con personas infectadas con el VIH
(Virus de immuno-deficiencia humana) por medio de un
programa patrocinado por el Estado de Nueva York conocido como: "Sitios Dispersos" Scattered Sites. Allí pude
presenciar a primera instancia los logros cientificos en el
tratamiento de esta terrible plaga.

La experiencia me dejó convencido de que si la comunidad científica puede contener el VIH / SIDA, no hay razón

alguna de que esos mismos logros no se pueden dar con la enfermedad de la adicción. Lo bueno del caso, es que este proceso ya está en marcha ya que varias sustancias se han revelado como eficaces en el alivio del dolor y la agonía que sufren las personas afectadas por esta enfermedad. Como resultado, varias de estas sustancias están siendo utilizados en el tratamiento de otros males cerebrales y enfermedades neurológicas.

Entre todas estas sustancias una de las que mas sobresalen es una sustancia derivada de la planta de Iboga, la cual es una planta que crece naturalmente en las regiones occidentales y centrales de África. Esta sustancia conocida comúnmente como ibogaína, ha demostrado ser eficaz en la lucha contra todas las formas de adicción en particular de la heroína y sus derivados.

En el proceso de elaboración de este manuscrito, tuve el placer de conversar con Eric Taub, uno de los principales defensores de esta sustancia milagrosa. Se encontraba en Costa Rica cuando hice una llamada a su teléfono, y la mansedumbre y la humildad de Taub fue claramente transmitida atravez del teléfono. Taub había utilizado su protocolo en México, el Caribe y Panamá para tratar a pacientes que sufren de la dependencia a la heroína, y declaró durante nuestra conversación que el clima socio-político de Costa Rica se prestaba para la realización de este tratamiento. Agregó que en pocos días regresaría a Oregon para luego dirigirse a la India donde según sus estudios, un 25% de los estudiantes universitarios en una población de mil millones de personas, son adictos a la heroína, y el estaba dispuesto a hacer lo necesario para efectuar un cambio en lo que a esta situación se refiere.

iv

Antes de terminar la conversación, Taub me introdujo a su asistente Lex, un nativo de Gainesville Florida que por el momento administraba la clínica en Costa Rica. Decidí hacer el viaje a Costa Rica para conocer la clínica y observar personalmente el tratamiento que allí se administraba. Después de un paseo de cinco minutos en la clínica, Lex y yo platicamos extensamente sobre el tema del tratamiento y algunos detalles sobre su encuentro con Eric Taub. Lex declaró con toda la confianza de un hombre viejo y sabio, y con toda la elocuencia de un erudito que: "La Ibogaína es una experiencia terapéutica que todo ser humano merece tener por lo menos una vez en su vida". Esta declaración me dejó sorprendido, simplemente porque la razón de mi viaje era la de encontrar esta sustancia milagrosa que liberaría a los que trataban desesperadamente de salirse del yugo de la esclavitud de la adicción a las drogas, sin embargo a los pocos minutos de conversación este joven me hizo comprender que los poderes de la Ibogaína iban mucho más allá de una cura para la adicción. Me tomó varios días para procesar este nuevo conocimiento y tuve que hacerlo, incluso al tratar de re-escribir esta introducción.

Continúo comprometido en mi cometido para asistir a cualquier persona interesada en superar su addicción a las sustancias químicas, pero aplicaré ese mismo lema a los individuos por los quienes me comprometo a ayudar. Por motivos de seguridad, solo serviremos a aquellos que estén dispuestos a ser parte de nuestra organización. Es una de las razones por las cuales el costo para unirse a nuestra organización es simbólica y conveniente.

Esparamos y es nuestro deseo que nuestros miembros sean y se mantengan informados y por ende, leyendo nuestros libros y manuales es un requerimiento. El éxito de la misión de nuestra organización depende de miembros totalmente equipados con información para hacer decisions inteligentes.

El Método Científico para la Cura de la Addicción

El Método Científico para la Cura de la Addicción

LA CURA

Hasta la fecha sólo hay dos sustancias relacionadas con la palabra cura, una de ellas es Baclofen, un medicamento utiliza desde hace casi un siglo para controlar los espasmos violentos que sufren las personas con esclerosis múltiple o lesiones de la médula espinal, y el otro es Ibogaína, un alcaloide extraído de la raíz de la planta Iboga Tabernanthe cultivada principalmente en la regiones centrales y occidentales de África, principalmente en Gabón. Hay muchas otras sustancias o medicamentos que han frenado los antojos y la ansiedad y permiten que los ex adictos pueden vivir libre de drogas. Intentaremos abarcar todos estos temas en este capítulo, pero nos centraremos en los dos que más se asocian con la palabra cura y la historia de cómo se descubrieron sus valores curativos.

Debe tenerse en cuenta, que cuando un protocolo de tratamiento coloca un cáncer en remisión la palabra cura se utiliza abiertamente y de manera intercambiable, nadie se ofende cuando un paciente con cáncer que expresa que los médicos han curado su cáncer, a pesar de na re-ocurrencia en el futuro. Escuchamos con emoción las historias de hombres y mujeres que combaten el cáncer una, dos o varias veces. El esquema que se utiliza es que no existe en el momento signos de la enfermedad. En este caso la adicción es similar al cancer en que los dos son calificados por sus síntomas, por ende el individuo debería ser libre de utilizar la palabra "cura". En la adicción los síntomas son los antojos y el deseo irresistible de utilizer la sustancia adictiva. Si estos síntomas están en remisión se experimenta una indiferencia hacia la droga, que le impide al individuo proclamar que esta curado tal como lo hace el paciente de cancer? Es cuestión de opciones tanto en el lenguaje utilizado como en la forma de sentir del paciente. Por supuesto, los llamados profesionales de la adicción están en desacuerdo, pero han perdido su credibilidad gracias a su dogmatismo e inabilidad de mantener una mente abierta y por esto muchos ya no los toman en cuenta.

Se puede decir que la industria de la recuperación de la adicción está plagada de mitos, la desinformación y la pseudo-ciencia. Ellos se aprovechan de la debilidad de los marginadas, y son ineficaces en lo que hacen. AA (Alcohólicos Anónimos)es nada más que un club que utliza métodos antiguos de buena fé para el tratamiento de la adicción. Si un médico le dijera a sus pacientes que son impotentes ante su cáncer y que su única esperanza es entregar sus vidas en manos de Dios, sería expulsado de inmediato de la profesión médica, sin embargo eso es precisamente lo que se les predica a los pacientes en las reunions de AA. La comunidad médica debería formar un estruendo por semejante atrocidad, y debería denunciar estos centros de tratamiento y sus propietarios como impostores. A su vez, los adictos deben asumir la responsabilidad de buscar y encontrar otros protocolos cuyos resultados son comprobados. No tiene sentido que millones y millones de dólares fluyan y sean donadas en estos centros de recuperación inútiles y obsoletas. Los nuevos y efectivos centros de tratamiento están demonstrando con evidencias su capacidad de proporcionar el cuidado avanzado que los adictos se merecen.

2

BACLOFEN

Cualquier observador social le dirá que la epidemia del crack-cocaína afectó desproporcionadamente a la comunidad Afro-Americana en los Estados Unidos, así como otras comunidades pobres en el resto del mundo. Los pacientes que sufren de esta forma de adicción también recuentan historias terribles de discriminación y maltrato cuando van en busca de tratamiento para su condición. Se les informa una y otra vez que a diferencia de los pacientes que sufren del alcoholismo o la adicción a los opiáceos, no existe ningún medicamento para aliviar or reducer sus antojos de crack-cocaína. Es por eso que la historia detrás de Baclofen debe ser de gran importancia para los predicadores, maestros, médicos y cualquier otra persona que entre en contacto con individuos que desean liberarse de las garras mortales del crack-cocaína.

En Abril del año 2000, el New York Times publicó una historia sobre un parapléjico, adicto a la cocaína al cual su medico le había prescrito un medicamento para controlar los espasmos violentos resultantes de su lesión en la médula espinal. El paciente, conocido por el nombre de Edward Coleman, se encontraba bajo el cuidado del Dr. Childress en la Universidad de Pennsylvania. Coleman había estado tomando baclofen durante años y empezó a notar que este medicamento bloqueaba el efecto de la cocaína si lo tomaba cerca del tiempo en que inhalaba el mismo. Se enteró de que el medicamento podría reducir su antojo cuando la cocaína no estaba disponible. También descubrió que suprimía su deseo por el alcohol y los cigarrillos. Baclofen funciona enganchando los receptores de GABA, y GABA actúa como un conjunto de frenos para el sistema de la dopamina. Al parecer, reduce los deseos y mitiga el alto asociado con el abuso de las drogas.

Ya en 1980 los científicos habían descubierto que Baclofen tenía un cierto efecto en calmar los antojos de diversas drogas, pero no estaban muy seguros de cómo funcionaba el medicamento. Dr. Childress estaba a punto de iniciar un estudio de los efectos a largo plazo del medicamento para determinar, entre otras cosas, si este seguiría mitigando los deseos de consumir drogas, cuando conoció a Edward Coleman, aprendiendo los detalles de su experiencia personal.

Esta es la historia que fue traído a la atención de un joven cardiólogo que había estado luchando con los efectos del alcoholismo durante más de una década.

El cardiólogo Olivier Ameisen de origen Francés quien se había trasladado a Nueva York en 1983 para integrarse al equipo de cardiología del prestigiado Hospital de Nueva York y la Universidad de Cornell Medical College. Allí se convirtió en profesor de medicina clínica y poco después estableció su propio consultorio de medicina interna. En su libro *Le Dernier Verre* (La última copa), Ameisen afirma: "Durante toda mi vida había estado plagado con sentimientos de ansiedad e insuficiencia, de ser un impostor a punto de ser desenmascarado. Me había sometido a la psicoterapia muchos años antes de empezar a beber alcohol. Sinceramente no recibí ayuda alguna con mi ansiedad y de poca ayuda fue el Xanax que me recetaron. Durante toda su vida el Dr. Olivier había sufrido de ansiedad crónica y ataques de pánico, y cuando no pudo encontrar el alivio deseado, tornó al alcohol con el fin de auto-medicarse. Cuando el Dr. Olivier se da cuenta de la gravedad de su situación, inmediatemente y voluntariamente cerró su práctica y se dedicó a su auto-recuperación, probando todos los tratamientos establecidos según lo prescrito por sus médicos. Afirma en su libro que asistió a reuniones de Alcohólicos Anónimos tres veces al día durante varios años, atendiendo programas de rehabilitación y desintoxicación en los EE.UU, inevitablemente sufriendo de recaídas el día despues de haber estado en rehabilitación por tres meses a pesar de las palabras de sus consejeros que esto no sucedería. Los medicamentos diseñados para reducir los antojos, como por ejemplo naltrexone, acamprosate, y el topiramate, ha demostrado ser ineficaces en cualquier dosis, y el baclofen es también ineficaz en una dosis baja. La dosis stándar de Baclofen es normalmente prescrita para (30 mg/), y los médicos son reticentes a prescribir en dosis más altas. Al final, el Dr. Ameisen regresó a París para reponerse junto a familiars y amigos, y contemplar como hacerle frente al dilemma de su adicción con el alcohol.

Fue entonces cuando un amigo le escribió contándole la historia de Edward Clermont y su descubrimiento, que fue publicado en el New York Times. Para entonces, los reportes publicados informaban que de todos los medicamentos utilizados en los animales para suprimir los antojos a las drogas, sólo baclofen contenía propiedades únicas para la suppresión, y la motivación para consumir cocaína, heroína, alcohol, nicotina y dextro-anfetamina estaban totalmente suprimidas. Sin embargo, se descubrió, que el efecto es dependiente de la dosis. Todos los otros medicamentos reducen pero no suprimen la necesidad del animal a consumir alcohol o sustancias relacionadas. La hipótesis de Ameisen es de que estas propiedades únicas de suppression del baclofen en animales podrían ser incorporadas a los seres humanos, suprimendo por completo la dependencia a las sustancias químicas a al alcohol. Amiesen diseñó un protocolo de dosis escalada/alta de baclofen (el mismo protocolo que los neurólogos experimentados utilizan para el cuidado de alivio y atención con pacientes crónicos; subiendo la dosis a 300 mg / día para el tratamiento de la espasticidad). Con una dosis de 270 mg /dia, Ameisen observó que estaba completamente indiferente al alcohol. Esto, a diferencia de la abstinencia que requiere esfuerzos constantes, se había producido sin esfuerzo. A excepción de una bienvenida somnolencia en pacientes con ansiedad, no hubo efectos secundarios. Ameisen se mantuvo en esta dosis por tan solo 10 días, reduciéndolo progresivamente hasta 120 mg / d y para entonces los síntomas de dependencia del alcohol habían desaparecido por completo, y absolutamente sin efectos secundarios. Desde el año 2003 Ameisen ha sido diagnosticado como curado.

El modelo de tratamiento de Ameisen ha sido elogiado por los el Nobel Lau-rear de la Medicina, Jean Dasset quien: "Ameisen ha descubierto la cura para la adicción". El libro de Ameisen ha recibido el respaldo oficial del Diario, Alcohol y Alcoholismo, que representa el Consejo Nacional sobre el Alcoholismo y por su director-editor, el Dr. Jonathan Chick que ha tomado la inusual decisión de apoyar las conclusiones de Ameisen en los medios de comunicación (Daily Mail, The Big Issue). Figuras prominentes en la medicina se exasperan por el hecho de que los especialistas en adicciones no han cumplido con su obligación de realizar ensayos aleatorios del único modelo terapéutico que podría afectar a la letalidad de esta enfermedad devastadora. Jerome B. Posner , Presidente de Neuro-oncología, George Cotzias, director del laboratorio del Memorial Sloan-Kettering Centro de Cáncer, escribió en enero del año 2009:

Uno se pregunta si baclofen en dosis alta dosis será en el future el tratamiento de elección sin tener que someterse a un ensayo controlado, simplemente porque cada vez más alcohólicos serán tratados y el rumor del éxito de la eficacia se extenderá a lo ancho y a lo largo. Si funciona tan bien como usted indica que lo hace, no hay necesidad de ensayos controlados. Inclusive, si un ensayo controlado no demuestrara ningún beneficio general, es evidente que al menos algunos pacientes (tal vez todos?) respondan.

Podría decirse que la sospecha del Dr. Posner ha resultado ser correcta. Como resultado, ha evolucionado una comunidad en línea por la cual los alcohólicos ordenan el medicamento por medio de la red y se auto-administran la droga con apoyo mutuo y el libro de Ameisen. Sitios web como mywayout.org y thesinclairmethod.net están repletos de historias de éxito de esta variedad. En el Reino Unido el Dr. Jonathan Chick, editor en jefe de la revista médica Alcohol y Alcoholismo apoya públicamente el descubrimiento de Ameisen. [6] Ameisen ha sido galardonado con la Legión de Honor por el presidente Jacques Chirac, de reserva personal del Presidente de las Cruces en el año 1998.

En el año 2007, un equipo italiano demonstró la eficacia y la seguridad de baclofen como tratamiento para la adicción al alcohol.

Como órganos totalmente independientes, las clínicas tienen su elección de los productos que utilizan para la desintoxicación, y algunos han comenzado a usar baclofen o Ibogaína respectivamente. Lo que estas clínicas han descubierto, es que en la dosis adecuada y la atención psicoterapéutica adecuada, sus clientes experimentan una supresión a largo plazo, sin necesidad de atención residencial o cuidado interno. Algunas de estas clínicas siguen utilizando una variedad de otros medicamentos de supresión de la adicción, como las mencionadas anteriormente, incluyendo Suboxone.

IBOGAÍNA

La historia detrás de la ibogaína es largo y complejo y se extiende mucho más allá del Baclofen. La sustancia es aún más controversial en su naturaleza, ya que el uso inapropiado en manos de personas inxepertas o no profesionales podría ser mortal.

Me enteré por vez primera de la ibogaína, hace veinte años mientras trabajaba come terapeuta en un centro de metadona en la ciudad de Nueva York cuando leí un artículo en la sección de revistas de la edición dominical del New York Times. El artículo hablaba de esta planta milagrosa que sólo se cultiva en el África central, específicamente en un país llamado Gabón, y utilizado por los nativos de la región como parte de un rito de paso para los jóvenes de la adolescencia a la hombría o edad madura. Según se dice, la planta es un factor determinante para este rito de paso, ya que mantiene al joven en un estado de trance que puede durar desde unas cuantas horas hasta tres días. En ese mismo artículo, que se repite en una variedad de otras publicaciones en los últimos años, el escritor John A. Speyrer nos dice que el gobierno patrocinó durante la década de los 60, una investigación básica sobre las drogas y la adicción a las drogas. Su máximo objetivo era entender la adicción y quizás encontrar una cura. Algunos resultados de la investigación fueron el descubrimiento de las diferentes endorfinas y cómo funciona el efecto placebo, pero el objetivo de encontrar una cura para la adicción a las drogas sigue siendo tan esquiva como siempre. Sin embargo, a finales de 1960, el gobierno comenzó una prohibición

estricta de todos los medicamentos que percibían social-
mente perjudiciales, y la investigación de otras drogas psicodélicas se interrumpió bruscamente. A finales de 1980,
aún cuando la propagación de las drogas se habían convertido en más que una carga financciera para el país, varias
agencias gubernamentales y federales nuevamente comenzaron a permitir el estudio de ciertas drogas ilegales con la
esperanza de encontrar esa cura evasiva. Actualmente, se
están realizando seis estudios de las drogas psicodélicas.
Una de estas sustancias es la ibogaína. Según Taub (1999),
la tribu Bwiti ha estado utilizando la corteza y las raíces de
la planta Iboga como droga psicodélica y como parte central de sus celebraciones religiosas por cientos de años.
También la utilizan como un estimulante durante los largos
y tediosas expediciones de caza, y como una parte importante de los ritos de paso de la adolescencia a la edad adulta (p. 3). Según Goutarel (1999) , se considera por el Bwiti
que la droga elimina los traumas de la niñéz y la reprogra-
ma al inducto con las normas culturales de la tribu. Cuando
la planta de la Iboga fue introducido por vez primera en el
Occidente, Gabón y el Congo eran colonias francesas, por
lo tanto los primeros estudios de los atributos de la ibogaína se se llevaron a cabo por los farmacólogos franceses.
Fueron las propiedades anti-fatiga y estimulante de la planta que primero atrajo su atención en 1864. En 1939, un
preparación conteniendo ibogaína se introdujo en el mercado en Francia como un contrarrestante a los efectos de la
neurastenia y la fatiga. Sin embargo, durante la histeria an-
ti-drogas a nivel mundial de la década de los 60, se prohi-
bió la venta del producto en Francia. Goutarel (1999) nos
recuerda que en este mismo momento, cuando la investiga-

ción psicodélica estaba en su apogeo, los investigadores de la Universidad de California en Berkeley encontraron que ibogaína trae recuerdos reprimidos de la infancia a la superficie las cuales se integran en la memoria presente (p. 5).

En septiembre de del año 2010, el Instituto Nacional de Abuso de Drogas publicó un amplio reporte sobre la ibogaína, que incluye una historia detallada de la droga y todas las controversias en torno a su uso. Se trata de información pública, así que tomé la libertad de incluir extractos de ese informe en esta publicación. El informe describe la ibogaína como sustancia psicoactiva de origen natural derivado de las raíces del arbusto de la Iboga Tabernanthe y otras especies vegetales del África occidental que generalmente se encuentran en los bosques tropicales. Se ha utilizado durante siglos por los pueblos indígenas de África occidental, principalmente como un sacramento de iniciación en las ceremonias espirituales. También se ha utilizado en la medicina tradicional, y para combatir la fatiga, el hambre y la sed. Además, la ibogaína fue utilizada como un estimulante mental y físico en Francia, bajo el nombre de Lambarene hasta 1970, y fue popular entre los atletas despues de la Segunda Guerra Mundial antes de ser prohibido por el Comité Olímpico como un agente potencial de dopaje. A fianles de 1950 y comienzos de 1960, el psicólogo estadounidense Leo Zeff y psiquiatra chileno Claudio Naranjo, utilizaron la ibogaína en sus prácticas de psicoterapia. Naranjo realizó varios estudios para determinar los efectos psicoterapéuticos que la ibogaína ha tenido en los pacientes que buscan resolver sus probelmas emocionales. Estos estudios ilustran que la ibogaína permite a los pacientes re-vivir sus experiencias pasadas objetivamente sin las emociones negativas experimentadas durante el incidente real, que, a su vez, les permite enfrentar y resolver conflictos personales profundos. Durante el mismo tiempo, la Corporación CIBA estaba evaluando la utilidad de ibogaína como un medicamento contra la ansiedad. Tomada en dosis bajas, la ibogaína produce un efecto estimulante, provocando un alto estado de alerta, reduciendo la fatiga, el hambre y la sed. Al cabo de tres horas después de la ingestión de una dosis mayor de la ibogaína, el usuario entrará en la "fase aguda", por lo general una duración de cuatro a ocho horas. Es durante esta fase que el usuario experimenta los efectos más intensos de la ibogaína, efectos que se caracterizan como la "memoria panorámica" con una gran cantidad de material relacionado con acontecimientos de los eventos de una vida previa. Generalmente el usuario hace uso de su memoria a largo plazo, y sobre todo en la "modalidad visual", o en el estado de "sueño despierto". Si el usuario es un adicto, este será transportado al lugar y la hora de los acontecimientos que dieron paso a la conducción de la addicción, lo que permite al adicto obtener información crítica sobre las razones por las que él o ella comenzó a abusar de las drogas en primer lugar. El usuario, sin embargo, mantiene total control durante esta experiencia y puede poner fin a las visiones negativas con sólo abrir sus ojos. Al término de esta fase aguda, el usuario entra entonces en un estado de reflexión y neutralidad que puede tener una duración de 8 a 20 horas. Las experiencias durante esta etapa puede variar de un individuo a otro. algunos individuos utilizan este periodo para reflexionar sobre lo que han aprendido en la primera etapa. En la mayoría de los casos, el usuario no será capaz de dormir, a menos que sea asistido por medicamentos para el sueño, ya que la ibogaína puede causar insomnio por hasta 72 horas. En la tercera y última etapa, que puede durar por un período adicional de 24 horas, la persona puede funcionar normalmente, aunque más lenta y más vulnerable. Después del tratamiento con ibogaína, "ex-adictos" tendrán dos meses a un año, sin ansias o antojos de drogas, dándoles una "ventana de oportunidad" para buscar tratamiento y apoyo. La terapia de seguimiento es muy importante, ya que los adictos que no reciben la ayuda necesaria para sostener una vida libre de drogas durante la ventana de oportunidad a menudo recaen cuando los problemas psicológicos que originalmente los lanzo a las drogas retornan. Una gran ventaja de haber tomado ibogaína, es que permite a los pacientes "estar total y activament involucrados en su recuperación", mientras que los pacientes tratados en las clínicas tradicionales deben "aprender formas muy básicas y concretas para mantenerse limpio como se enseña en las reuniones de autoayuda y enfatizado en la psicoterapia. Efectos físicos de ibogaína incluyen ataxia, distonía, náuseas y vómitos, temblores, y sensibilidad a la luz. Los numerosos efectos físicos y secundarios, la duración de estos efectos secundarios, y el hecho de que la ibogaína no es necesariamente un alucinógeno en el mismo sentido que el LSD,(Dietilamida del ácido lisérgico) hacen de la ibogaína una opción poco popular para el uso de drogas recreativas. Distonía severa es uno de sus efectos secundarios, caracterizado por movimientos involuntarios y contracciones musculares prolongadas. Por otra parte, es muy poco probable que la ibogaína sea adictiva, evidenciado por los recuentos de las muchas personas que han experimentado sus efectos relacionándola con un "viaje difícil", y una experiencia desagradable que muchos no desean repetir.

En 1962, la propiedad anti-adictiva de ibogaína fue descubierto accidentalmente por un joven de 19 años de edad adicto a la heroína, llamado Howard Lotsof. Lotsof era parte de un grupo experimental universitario, en su mayoría de 20 años de edad. El grupo, que incluía siete adictos a la heroína, compartía un interés común en la experimentación y evaluación subjetiva de sus experiencias con diversas drogas psicoactivas, como la mescalina, LSD, DMT, y la psilocibina, en un esfuerzo para determinar el valor psicoterapéutico de drogas alucinógenas. Como las drogas psicodélicas no eran ilegales en ese momento, Lotsof tenía acceso a muchos de estos medicamentos a través de su compañía, S & L laboratorios. En lugar de simplemente proporcionar el alucinógeno, y euforizante efecto que el grupo habia previsto, los adictos a la heroína descubrieron que en realidad la ibogaína había reducido sus antojos y sus ansias por la heroína. Lotsof cesó su uso de la heroína, la cocaína y el resto de los medicamentos durante los seis meses siguientes a la primera dosis de ibogaína, un efecto que la mayoría de los miembros del grupo comparten. En 1966, muchas de las drogas psicodélicas que Lotsof poseía fueron clasificados como Narcóticos del Primer Cátalogo o Cátalogo I: lo cual significa que son medicamentos que no tienen valor médico aceptable y un alto potencial de abuso. El gobierno en ese momento estaba altamente consciente de las actividades de Lotsof, ya que en años previos este había llamado la atención de la Administración de Alimentos y Medicamentos. (FDA) y fue acusado y arrestado de conspiración de drogas. Durante su juicio, Lotsof trató de hablar acerca de la propiedad anti-adictiva de la ibogaína, pero su testimonio fue eliminado del registro, y fue condenado a 14 meses de cárcel. Ibogaine disfrutó de un tiempo relativamente breve en el mercado de las drogas durante la década de 1960, apareciendo por primera vez en un pequeño número de casos en Nueva York y California.

Nos enteramos por documentados reportes, que la ibogaína a pesar de ser una droga psicoactiva, no comparte las mismas cualidades alucinógenas como otras drogas psicoactivas. Aquellos que han experimentad la ingestion de la ibogaína relacionan sus efectos como un "sueño despierto", ya que tales visiones se pueden evitar con tan solo abrir los ojos. Estando en este "estado alterado de conciencia", los usuarios suelen "revivir sus experiencias de la niñéz," a fin de llegar a la raíz de su adicción. Por otra parte, los usuarios encuentran que la experiencia con la ibogaína resulta emocionalmente perturbador, mentalmente agotador, y físicamente estresante para utilizarlo como droga recreativa.

Poco después de estos reportes, la ibogaína desapareció del mercado de las drogas por completo. Esta breve visita se explica probablemente por el hecho de que no hay ganancias financieras por parte de los traficantes de drogas en la venta de un producto que, debido a su efecto anti-adictivo, en realidad disminuye su clientela.

Casi 30 años después del tropiezo de Lotsof con la ibogaína y sus propiedades, la doctora Debora Mash, una neurobióloga de la Universidad de Miami descubrío la ibogaína. Esto fue en 1991 y acababa de terminar una conferencia patrocinada por la Asociación para una América Libre de Drogas en el campus de Coral Gables de la Universidad de Miami (UM) cuando un hombre se acercó y le preguntó si sabía de una planta africana utilizada para tratar la adicción. La doctora Mash admitió ser grosera y desdeñosa con el mensajero amable, pero poco después, hallándose en una conferencia médica, escuchó una charla conducida por Glick sobre el tema la ibogaína. La doctora estaba impresionada y sintió curiosidad acerca de cómo la ibogaína funcionaría a nivel molecular. Esta curiosidad la llevó a viajar a Holanda para observer la obra de Lotsof y las operaciones llevadas a cabo en sus clínicas. Poco después Lotsof firmó un acuerdo colaborativo con la Universidad de Miami para profundizar los estudios de la ibogaína en los Estados Unidos. En 1993, la FDA(Administración de Alimentos y Drogas) autorizó a la doctora Mash a probar la ibogaína en pacientes humanos en los Estados Unidos, pero sólo aquellos que ya habían consumido la sustancia. Después de iniciar el proyecto, la doctora se quejó de que era muy poco práctico, y que los sujetos eran difíciles de localizar. Luego de mucha consideración, el Instituto Nacional de Abuso de Drogas (NIDA-INAD) decidió no financiar el estudio. Generalmente, el protocolo del Instituto Nacional de Abuso de Drogas es la de proporcionar dinero para este tipo de estudio a menor escala. Sin embargo, los científicos recrutados por el INAD para revisar la solicitud, tenían inquietudes sobre la seguridad de la ibogaína, pero por otra parte, las compañías farmacéuticas, aprobaban la mayoría de los estudios. Frustrada de que tenía el permiso de la FDA para llevar a cabo pruebas clínicas de la ibogaína en los seres humanos, pero sin asequibilidad ecónomica, la doctora Mash encontró algunos inversionistas en la isla de St. Kitts con los cuales negoció el transporte de la droga en el país para las pruebas y el tratamiento clínico en 1996. En este entonces, la asociación entre la doctrora Mash y Lotsof había degenerado, resultando en demandas, con la doctora Mash alegando que Lotsof estaba tratando de controlar el descubrimiento de noribogaína y Lotsof contrarrestando que el establecimiento de la clínica en la isla de St. Kitts era una directa violación del contrato que habían firmado. Cabe mencionar que a estas alturas la relación entre estos dos estaba irreparablemente cercenado. Lotsof nos informa que presentemente ha abandonado el juego reglamentario y centra sus esfuerzos en la creación de una Declaración de Derechos para pacientes que legalmente garantiza la ibogaína como una opción para la recuperación de los adictos. Cuando el Instituto Visiones Sanas, dedicada a la recuperación de adictos abrió sus puertas, tenía como objetivo una doble función: Los pacientes firmaron exenciones para que sus datos pudieran ser utilizados para continuar los estudios sobre la ibogaína, mientras que los adictos desesperados por abandonar sus hábitos adictivos, encontraron alivios en los tratamientos, siendo muchos de ellos recaedores crónicos. "Muchas de estas personas fueron recaídas crónicas", señala. Para el año 2005, Mash había acumulado toda la información necesaria para ir a la FDA. Cerró las puertas de su clínica Visiones Sanas, el cual representaba un reto, con su equipo y maquinaria costosa, siempre luchando para mantenerse a flote financieramente. Esto nunca se llevó a cabo con fines de lucro, dice ella. "Siempre fue para la investigación y el desarrollo." Este era una de las pocas clínicas profesionales en el mundopara el studio de la ibogaína, y el cierre de sus puertas representa una pérdida significativa para los individuos que sufren de addicción. A pesar de que la doctora Mash lucha por ganar la aceptación general de la ibogaína, una subcultura floreciente de adictos que se apoyan los unos a los otros, prospera a nivel mundial mientras se difunde la palabra el rumor sigue en su apogeo. "La disponibilidad clandestina está explotando", dice un ex-adicto Kroupa, que presenció el crecimiento de membresía de 300 a 7000 en el espacio de seis años en el foro en línea (web) de Ibogaine Mind Vox. No hay diferencia en la aceptación de su uso entre el presente y el pasado cuando you primeramente lo utilicé, pero en cualquier metropolis en los EE.UU. siempre se puede encontrar a alguien dispuesto a brindar el tratamiento. Esto, por supuesto, es exactamente lo que la doctora Mash y otros científicos no quieren. Con el uso no regulado hay más probabilidad de complicaciones, incluso la muerte, y estas complicaciones pueden atrasar los esfuerzos para legalizar el tratamiento. El punto es que esto funciona, pero nunca podrá ser demostrado; dice la doctora Mash; debido a que los alucinógenos tienen dañada la reputación. Mira el costo del abuso de sustancias. Mira las cárceles. Mira la pérdida de salarios, impuestos perdidos, ingresos perdidos. Mire la violencia, la violencia conyugal, el VIH-SIDA, la hepatitis C, problemas cardíacos "Ella hace una pausa para recuperar el aliento." Nadie en nuestro gobierno está dispuesto a arriesgarse con la ibogaína, y tengo que decir que, a lo mejor no lo hacemos por no querer resolver el problema.

En una conferencia de ibogaína en Nueva York en noviembre de 1999, la doctora Mash anunció que el 83% de los adictos a las drogas que trató con ibogaína en su clínica no experimentaron antojos o ansias después de 24 horas. Si bien admite que la ibogaína no funciona para todos los adictos, ella cree que es mucho mejor que cualquier otra opción y la mejor alternativa que tenemos." Aunque todavía está en operación, el costo del tratamiento en este centro es de aproximadamente $10.000. Este alto precio impide de hecho el tratamiento de una gran mayoría de los adictos a las drogas, ya que este costoso tratamiento no es asequible para muchos. Otro estudio, llevado a cabo en los años 2001 y 2002, en el Reino Unido trató un número de adictos a las sustancias químicas. Con la excepción de dos pacientes tratados en sus propios hogares, estas personas fueron tratadas en un centro en West Sussex. Para ser incluídos en el estudio, el individuo estaba obligado a cumplir una serie de criterios, incluyendo su participación de manera voluntaria y estar bien informado. El usuario deberá firmar un document indicando su comprensión de los posibles riesgos y potenciales beneficios de la ibogaína:

1 - El usuario deberá haber investigado el tema de la ibogaína y ponerle mente al proceso.

2 – El usuario debe obtener un EGG (electroglotógrafo) acompañado de su respectivo reporte.

3 – El usuario debe proporcionar reportes de una prueba de la función hepática y análisis de sangre.

4 - El usuario debe firmar un formulario declarando que se han abstenido de analgésicos narcóticos, cocaína, anfetaminas o alcohol en las últimas 12 horas antes de arribar y que no tienen ningún tipo de estas sustancias en su poder.

5 - El sujeto proporcionará el nombre de un familiar en caso de emergencia.

Se le niega tratamiento al usuario en caso de las siguientes condiciones:

1 – Insuficiencia hepática.

2 - Anomalías cardíacas en el reporte electroglotógrafico o previos problemas cardíacos.

3 - Los mentales graves, como la esquizofrenia o el trastorno bipolar.

4 - VIH positivo o HEP C sintomático.

5 – Si en la actualidad esta tomando medicamentos antipsicóticos.

6 – Si el usuario toma medicamentos a largo plazo para el que no existen datos previos disponibles sobre las posibles interacciones con ibogaína o compuestos psicoactivos.

Los pacientes que son tratados con ibogaína para controlar su adicción a las sustancias químicas recibieron una dosis que varía de 15 a 20 mg/kg de peso corporal, con la dosis más efectiva siendo entre 17 mg/kg y 19 mg/kg. De las 18 personas que recibieron ibogaína para interrumpir su adicción, seis permanecieron limpios y sobrios durante todo los dos años de seguimiento. Dos se mantuvieron sobrios durante aproximadamente un año, momento en el cual volvieron a consumir drogas para automedicarse contra el dolor, mientras que otros dos se mantuvieron sobrios de tres a seis meses después de la dosis inicial de ibogaína, pero al final regresando intermitentemente al uso las de drogas. Un paciente murió de una sobredosis de heroína, seis meses después del tratamiento, y cinco pacientes volvieron a las drogas dentro de un mes de tratamiento. Los dos últimos pacientes no mantuvieron contacto con los investigadores, pero se mantuvieron sobrios por lo menos por una semana después del tratamiento. En contraste, aproximadamente 70% a 90% de los adictos que reciben tratamiento tradicional recaen dentro del primer año del tratamiento.

Entre los años 2000 y 2005, los investigadores Patrick Kroupa y Hattie Wells trataron 45 drogadictos con ibogaína. Si bien se informó que sólo cuatro de estas personas estaban tan impactados por la primera dosis de ibogaína que se curaron inmediatamente de su adicción, Kroupa y Wells concluyeron que un segundo tratamiento o un re-tratamiento con ibogaína aumenta considerablemente las posibilidades de éxito. Por ejemplo, encontraron que las dosis de refuerzo de la ibogaína, suministrada poco después de la dosis inicial, beneficia en gran medida a los usuarios con un larg historial de dependencia de las drogas y puede ser la diferencia entre el éxito y la recaída. Ade-más, encontraron que para aquellos que generalmente mantienen la sobriedad, pero se encuentran al borde de una recaída, estas dosis de refuerzos son sumamente beneficiales.

Las claves para la comercialización de cualquier producto farmacéutico son: la protección de patentes, financiación adecuada y una comprensión clara de los requisitos normativos que se deben cumplir. El procedimiento en el que la ibogaína se puede utilizer, lo cual Lotsof nombra como el *"procedimiento finalizar abuso extremo"* , es uno que interrumpe la addicción a la heroína, la cocaína, el alcohol y la nicotina. Tan reciente como 1999 Lotsof aún tenía esperanzas de que la FDA (Administración de Alientos y Drogas) aprobara su procedimiento, ya que estaba siguiendo pautas normales de desarrollo farmacéutico sin buscar excepciones o favores especiales de las agencias reguladoras. Otra razón de este sentimiento de esperanza era que él y su organización tenían un claro entendimiento de que la ibogaína era destinada estrictamente para *los*

adictos . Lotsof tenía una política clara de no proporcionar Ibogaína para satisfacer la curiosidad profesional de psiquiatras y psicólogos en cuanto a sus efectos. Por lo tanto, existe una clara distinción entre la satisfacción de la curiosidad médica y el tratamiento de pacientes adictos. En la mente de Lotsof hay ventajas inherentes a la ibogaína que se prestan para el desarrollo de este producto:

1) Ibogaine elimina el antojo de narcóticos y la cocaína, y en la mayoría de los casos, interrumpe el deseo del adicto a continuar el uso de drogas.

2) Cualquier médico especialista en el área de la adicción y dependencia de sustancias químicas encontraría que el ***procedimiento finalizar abuso extremo*** sería fácilmente adaptable a la mayoría de modalidades de tratamiento ya existentes

3) Los efectos del tratamiento con ibogaína en el ***procedimiento finalizar abuso extremo*** son dramáticas y fácilmente identificables.

4) El ***procedimiento finalizar abuso extremo*** se proporciona en un entorno clínico sin dosis o prescripciones a domicilio y no es un tratamiento de mantenimiento.

5) La ibogaína no es un euforizante y no ha demostrado tener un potencial de abuso.

Goutarel (1992) afirma que en el decreto federal de 1967 a 1968 de la prohibición nunca se eliminó el uso de las drogas psicodélicas, como el LSD y el Éxtasis, pero la Ibogaína nunca tuvo mucho mercado en el comercio ilegal de drogas de todos modos, ya que sus efectos no son muy agradables. Por esta razón, y dado que los narcotraficantes comprendían que su venta podría privarlos de partes de su clientela, la ibogaína nunca fue comercializado con entusiasmo alguno (p. 2).

El otro investigador laico involucrado en la historia de la ibogaína es un nativo del estado de la Florida en los Estados Unidos llamado Eric Taub. Como nos recuenta el señor Taub, un amigo alcohólico relata historias a Taub sobre la ibogaína, viajó a África, aseguró un suplemento de la planta y un amigo químico logró extraer un alcaloide de la ibogaína. Taub afirma que el fármaco funciona al 100% en la interrupción de la ansiedad y los antojos por las sustancias químicos. Pero incluso lo que es más importante: Además de la excepción por los psicóticos, Taub (1995), declaró: ". Lo único que experimenta el individuo es un desencadenamiento de recuerdos reprimidos que son intrínsecos en el subconsciente de esa persona en particular, el individuo no experimenta memorias ajenas o las memorias de otros individuos, ni experimentan una exageración de la realidad (p.23) "., nos dice Taubque la ibogaína permite a una persona revivir recuerdos reprimidos que ultimadamente el individuo cree que puede ser la causa de su adicción a las drogas.

Taub insiste en que convertirse en adicto a la ibogaína es una imposibilidad, ya que este no es una droga recreativa. No es el tipo de experiencia que una persona quiere tener en repetidas ocasiones, en otras palabras, es más trabajo que diversión, es terapia y no un alucinógeno, ya que sólo se experimenta lo que está en el subconsciente. Nos comenta Taub, que la ingestión de la droga es un viaje atravéz del tiempo, al lugar donde comenzó el problema principal que facilitó el uso de las drogas en primer lugar. El contenido emocional de la experiencia se revive junto con el visual de la experiencia misma. "Un resultado interesante es que los usuarios no experimentan el alta como la hacen ingeriendo las otras sustancias químicas, e incluso al ingerir sus fármacos de elección, la ibogaína les impide experimentar los mismos efectos. Curiosamente, en realidad parece ser que entre más adicciones transversales un usuario aparente tener; el alcohol, la cocaína, la heroína, mejor funciona la ibogaína.

Taub y otros fundaron una compañía y la nombraron *Release Therapies, Inc.,* y esta empresa utiliza la ibogaína para rehabilitar adictos. El tratamiento, que es un proceso de cinco días, se está realizando actualmente en Belice, un pequeño país de habla Inglés en la costa atlántica ubicada entre Guatemala y Honduras, en una franja de América Central.

Taub (2001) afirma: "Nuestro objetivo es hacer que la ibogaína esté disponible a un precio muy razonable a cuantas personas como sea posible, tan pronto como sea posible. Nuestra primera prioridad es proporcionar tratamiento a las personas que lo necesitan, a un razonable. Estamos constantemente trabajando para encontrar formas de reducir el costo tanto para nosotros como para el usuario. Nosotros no reclamamos titularidad sobre este planta milagro-que aparenta ser una bendición para la humanidad, comenta Taub; sino que constantemente procuramos adherirnos a nuestra visión inicial de tratar al menos el 1% de los 140 millones de adictos en todo el mundo (cifra que no incluye los cientos de millones de usuarios de la nicotina, la cafeína, adictos a las drogas de prescripción, así como la mayoría que sufren de adicciones psicológicas como la codependencia, la comida, el sexo, el control, la manipulación, la ansiedad y otros síntomas. Gary, un ex adicto a la metanfetamina que se curó de su adicción por la ingestión dei bogaína, reporta lo siguiente: "He estado bajo el poder de la Diosa de la ibogaína y devolverme no es una opción. Ruego que este medicamento africano sea usado con la población general, donde se producirán cambios importantes.

En la actualidad, la ibogaína, está clasificado por la FDA como Nárcotico "Clase 1" (junto con la heroína y la cocaína), y ha sido prohibida en los EE.UU. debido a sus propiedades psicoactivas. Sin embargo, un tratamiento de ibogaína, aun con los beneficios que trae a un usuario o a una person atrapada en patrones de comportamiento disfuncionales, es un trabajo duro, y no es algo que el usuario generalmente desea repetir. El verdadero estatus de la ibogaína como una sustancia no adictiva, se demuestra por el hecho de que es legal en todos los países del mundo, excepto Estados Unidos y Bélgica.

EL TRATAMIENTO

La cantidad del fármaco administrado varía según el propósito, y la experiencia es, en cierta medida, conformado por la intención del participante. Un adicto a la heroína en busca de liberarse de su adicción, no va a ingerir la misma cantidad de ibogaína, o tener la misma experiencia que el meditador a largo plazo, cuyo objetivo es llegar a estar más conectados con el Universo, o el paciente terapéutico quien tiene como objetivo encontrar la solución a su ansiedad o depresión crónica. Sin embargo, los tres encontrarán que su tratamiento consiste en las dimensiones físicas, psicológicas y espirituales. Todos los tratamientos de ibogaína tienen tres etapas. La primera etapa consiste en la ingestión de la ibogaína, que se administra en forma de cápsulas. La potencia se calibra de acuerdo con el peso corporal. En el pasado, las dosis bajas se han utilizado para las sesiones terapéuticas. A un nivel de baja dosis, las imágenes e ideas se presentan de un forma lenta, lo que permite que un terapista trabaje adecuadamente con el usuario. Una dosis de gama media de la ibogaína se suministra a al usuario en busca de una experiencia espiritual que deseen tener una experiencia iniciática. Estudios receintes sugieren sin embargo que la dosificación no necesariamente tiene que ser diferente para los propósitos psicoterapéuticos o espirituales. Si la persona ha sufrido un traumatismo grave o severo, lo mejor es ingerir una dosis baja y tener a un terapeuta a mano, aunque la mayoría pueden manejar un rango medio de dosis y puede accesar memorias curativas por su cuenta. En muchos casos, las ideas recibidas no tienen que ser experimentados por medios psicoterapéuticos occidentales tradicionales. Una dosis alta se utiliza para interrumpir las adicciones del usuario. Es necesario que la dosis sea lo suficientemente alta como para abrumar la mente y el cuerpo programado del adicto. Aún en un íntervalo de dosis alta, la ibogaína no fragmenta el ego de un adicto, al contrario, este emerge de la experiencia intacto, sobrio y sin deseos de antojos para las sustancias químicas.

Milagrosamente, Taub (1999), no hay ningún tipo de deseo o antojos despues de ingerir la ibogaína, y esto es debido a varias razones. Una de ellas es que después de la ingestión de la ibogaína, los adictos simplemente no pueden levantarse de sus camas para buscar otras drogas. También están demasiado preocupados y abrumados con los efectos de lo que han experimentado recordar que necesitan otras drogas. Además, la investigación médica realizada en hospitales y universidades en este país indican que la ibogaína inhibe la producción de dopamina, un neurotransmisor que se cree que desempeñan un papel central en la adicción. Dado que muchos adictos permanecen adictos simplemente para evitar el dolor, el estrés abrumador, la ansiedad y los antojos, la ausencia de la ansiedad y los antojos es un elemento clave del éxito increíble que la ibogaína ha tenido en el tratamiento de la adicción. La segunda etapa de un tratamiento de ibogaína parece ser una experiencia individual. Algunas personas duermen durante tres a doce horas. La mayoría de ellos, sin embargo, no duermen en absoluto, pero experimentan un período de ensueño, reflexivo. Si duermen, por lo general se despiertan completamente alerta y con un hambre voraz. La tercera etapa dura aproximadamente veinte cuatro horas. En esta etapa la persona se siente completamente abierta y vulnerable. Este período de veinticuatro horas parece proporcionar el tiempo necesario para reaclimatarse consigo mismo a tiempo real. Después de la sesión de la ibogaína, el ex adicto ahora experimentará un período de tres a seis meses sin deseos de drogarse. Durante este tiempo, el usuario debería buscar tratamiento terapéutico para cementer los cambios y las perspectivas puestos en marcha por la experiencia, y evitar el regreso de los factores psicológicos que originaron la adicción. Lo mismo es cierto para las personas que toman ibogaína para explorar e interrumpir los patrones de comportamientos disfuncionales, es decir, la eficacia del tratamiento de ibogaína es sellado y extendido por la terapia de seguimiento. Según estudios realizados, se ha comprobado que un tratamiento de refuerzo o un Segundo tratamiento de ibogaína ha sido exitosa en la liberación de las garras de la adicción.

Es evidente que en un mundo devastado por las adicciones al alcohol, cocaína, heroína, anfetaminas, metadona, y la nicotina, las muertes que acompañan a estos, la enfermedad y el crimen, en una sociedad donde el comportamiento disfuncional es la regla y no la excepción, y una humanidad con deseos de conectarse consigo mismo, laibogaína tiene profundas implicaciones. Presentemente, la ibogaína está disponible para relativamente pocas personas fuera de África. Hasta el día de su muerte por causas no relacionadas con ibogaína, en enero del año 2011 la organización de Howard Lotsof, NDA, estaba conduciendo sesiones de ibogaína en Holanda y en Panamá. Un medicamento que es una verdadera cura para la adicción amenaza los intereses económicos creados en el mundo subterráneo de los cárteles internacionales de la droga y también en la economía nacional. Sin embargo, la presión para poner fin al flagelo de la adicción es suficientemente intenso que la ibogaína puede llegar a recibir la aprobación de la FDA. Mientras tanto, los tratamientos de ibogaína están disponibles en las clínicas fuera de los Estados Unidos, aunque en número limitado.

Según Taub, el uso principal de la ibogaína es la facilitación de un período de desintoxicación sin dolor para los adictos a las drogas. La droga también ha sido reconocida por su eliminación de los efectos de acondicionamiento en los adictos y su promoción de la abstinencia de drogas a largo plazo, y no obstante que la ibogaína representa un avance médico importante, hay un nivel de riesgo inherente al tratamiento con ella.

DURACIÓN DEL TRATAMIENTO

El efecto de ibogaína dura entre 15 y 36 horas, dependiendo de la dosis y el metabolismo del individuo. Un adicto a largo plazo debería permitirse un período de convalecencia de uno a tres días después de los 2 días dedicados a la administración de la ibogaína. Usuarios de metadona deben permitirse al menos una semana.

Dependiendo de la duración de la adicción y el tipo de sustancia no puede haber algunos signos de antojos que varían desde 0 a 15% de lo que la persona tendría que sufrir sin medicación. Estos dolores pueden ser bien manejados con analgésicos adecuados.

Ex adictos pueden experimentar algo de insomnio después del tratamiento durante un máximo de 3 semanas, y esto se controla con medicamentos que controlan el sueño.

Lo siguiente son algunos de los sentimientos despues de la ingestion de ibogaína.

- 40 minutos después de la ingestion, se siente un zumbido en los oídos que provoca visiones oníricas, luces danzantes, destellos de imágenes, representaciones simbólicas, reales o actuals de temas subconscientes.
- Luego de 2 a 4 horas más tarde, el efecto del " sueño despierto" se desaparece, dando paso a lo que se a menudo se describe como el restablecimiento de la bioquímica del cerebro, es decir, una integracion de la primera fase.

- 20 a 36 horas después de la ingestion, los últimos signos de ataxia, e insomnia desaparecerán y el paciente es nuevamente totalmente functional.

Taub declara que el no utiliza un extracto de raíz de corteza u otras mezclas de sustancias, sino el clorhidrato-ibogaína de la mejor calidad.

ÉXITO EN CONTROL DE LOS ANTOJOS

La ibogaína desplaza en el hígado una sustancia llamada Nor-ibogaína. La Nor-ibogaína continúa activo en los receptores opiáceos durante varias semanas a varios meses después de una sola dosis. La investigación clínica ha demostrado que la Nor-ibogaína reduce los antojos de drogas, creando una ventana de tiempo para aprender las habilidades necesarias para mantenerse sobrio y libre de las drogas.

Se ha renovado el estudio de la ibogaína en las últimas décadas, debido al efecto que la experiencia con la ibogaína ha tenido con los ex-adictos, particularmente la reducción de los antojos de sus drogas de elección. Se ha demostrado en ensayos pre-clínicos que este reduce la autoadministración de cocaína, morfina y anfetaminas. Se cree que con la ibogaína se romperá el patrón de la adicción, independientemente si la adicción en cuestión es física o emocional. Se cree también que la ibogaína proporciona una visión y orientación en la vida privada de us pacientes.

Estudios recientes han demostrado que la ibogaína - y su principal metabolito - interactúan con numerosos receptores neuronales y neuro-transportistas. Estos constituyen la red celular que modula la actividad de los circuitos dopaminérgicos-dependientes (relacionada a la dopamina, un neurotransmisor) y circuitos independientes. Las acciones múltiples de la ibogaína sugieren que la modulación simultánea de más de un mecanismo neuronal puede por lo tanto ser un enfoque eficaz en el tratamiento farmacológico. La acción de la ibogaína parece reducir las concentraciones de dopamina en el cuerpo. Esto se demuestra por la presencia de metabolitos de dopamina - ácido dihidroxifenilacético (DOPAC) y ácido homovanílico (HVA) - en cantidades incrementadas después de la administración de ibogaína. Esta acción de la ibogaína es lo que parece revertir los efectos de ciertas drogas de abuso altamente adictiva, como por ejemplo: la cocaína, morfina, anfetaminas y la nicotina. Todos estos medicamentos actúan sobre sistemas dopaminérgicos estimulando así la producción de dopamina en el cuerpo. La ibogaína parece revertir este proceso, antagonizando sistemas dopaminérgicos. Se cree también que la ibogaína reduce la adicción, ya que inhibe la naloxona (utilizado en la sobredosis de opiáceos para contrarrestar la depresión que amenaza la vida de los sistemas nerviosos centrales y las vías respiratorias), precipitando el bloqueo de los canales NMDA (Receptor de N-metil-D-aspartato),el dispositivo molecular predominante para control de la plasticidad sináptica y la función de memoria. Ibogaína pueden fácilmente afectar las transmisiones serotoninérgicas en el cerebro (relacionada con el neurotransmisor serotonina) ya que esto se ha observado en los estudios clínicos. Pero una vez más los mecanismos de acción de los múltiples receptores serotoninérgicos son complejos y no se conoce completamente su proceso. Lo más interesante, ibogaína se ha demostrado para inhibir la autoadministración de cocaína en ratas. De hecho, una dosis de ibogaína podria disminuir el consumo de cocaína en 5 días en un 60-80%. Se descubrió que la ibogaína también disminuye la auto-administración de morfina y alcohol.

LA LUCHA POR LA LEGALIZACIÓN

Hay un sinnúmero de razones típicamente dadas en oposición al uso de ibogaína como un tratamiento para la adicción a las drogas y el alcohol. Algunos argumentan que la ibogaína es una droga alucinógena sin valor medicinal y graves problemas de seguridad. Otros explican que las compañías farmacéuticas no están dispuestas a invertir en la ibogaína porque aumenta potencialmente su riesgo o liabilidad, dada la tasa de mortalidad entre los consumidores de drogas en general. Por último, algunos explican que simplemente no hay beneficio para invertir en una droga que se ingiere solamente una o dos veces, lo que elimina el incentivo para estudiar, desarrollar y producirlo en masa.

Muchos investigadores han perdido toda esperanza de que la ibogaína se legalice en los Estados Unidos. Como resultado, algunos investigadores han comenzado a trabajar en el desarrollo de derivados de la ibogaína con el mismo efecto anti-adictiva como la ibogaína sin los efectos secundarios negativos. La doctora Deborah Mash, por ejemplo, después de haber aislado la molécula de la noribogaína, la cual ella cree que es el agente clave que bloquea los antojos de los adictos, es una de las investigadoras más optimistas entre los científicos porque este derivado tiene una mayor probabilidad de ser aprobado que la droga en sí. El Dr. Stanley Glick ha sintetizado un derivado químico de ibogaína, que él llama 18-MC.139. Ambos derivados pueden ser la respuesta para el tratamiento eficaz de la drogadicción en las jurisdicciones donde la ibogaína quizás nunca llegue a ser legalizado, porque estos derivados no causan halucinaciones, un factor que tanto la doctora Mash y el Dr. Glick creen que es determinante para la aprobación de la FDA. La doctora Mash señala, sin embargo, que la eliminación de los efectos psicodélicos puede disminuir la eficacia para el tratamiento de la adicción. Muchos creen que este estado de sueño despierto permite al adicto comprender mejor las razones de su drogadicción, y en última instancia, aumenta la posibilidad de la mantención de la sobriedad.

Aunque ibogaína tiene efectos secundarios potenciales, incluyendo la ataxia, temblores, fotosensibilidad, náuseas, vómitos, cambios leves en la presión arterial, y halucinaciones, todos estos efectos secundarios se disipan dentro de las 48 horas de tratamiento.

Si bien las las inquietudes de la administración de la ibogaína en los Estados Unidos relacionados a su seguridad son válidas, también muestran cuán desesperadamente se necesitan clínicas y médicos capaces de administrar legalmente y con seguridad la ibogaína a los pacientes drogadictos, asegurando su administración bajo supervisión médica y sólo para aquellas personas que no tienen historiales clínicas previas que pueden reaccionar negativamente al tratamiento. Cada medicamento o droga tiene sus riesgos, pero los riesgos siempre debe ser sopesados contra los beneficios potenciales y reales. En el caso de la ibogaína, los beneficios superan con creces los riesgos para la mayoría de los adictos.

LA ANUENCIA DE LA INDUSTRIA FARMACEUTI-CA PARA FINANCIAR ESTUDIOS DE IBOGAÍNA

Tal vez la razón más importante por la cual la ibogaína no se ha legalizado para uso médico en los Estados Unidos es la falta de incentivos económicos para producir la droga. Las empresas farmacéuticas fingen resistencia al potencial de este fármaco. Según un reporte del Instituto Nacional de Abuso de Drogas en el año 2010, había cerca de 4,000 muertes relacionadas con metadona en el 2004 y más de 4,700 en el 2005.

Mientras que los usuarios de drogas y el alcohol pueden tener un mayor riesgo de muerte, la razón más probable para esa resistencia es la falta de beneficio monetario para producir un medicamento anti-adictivo. En 1999, la Investigación Farmacéutica y Fabricantes de América (PhRMA) informaron de que sólo había 10 agentes anti-adictivos en los ensayos clínicos, mientras que más de 400 medicamentos o agentes contra el cáncer se utilizan y desarrollan en ensayos clínicos. Mientras que un portavoz de PhRMA no pudo explicar la disparidad, la razón más probable es que las compañías farmacéuticas no pueden beneficiarse de un medicamento que podría tratar a un adicto con sólo una o dos dosis. Las empresas farmacéuticas, después de todo, están en el negocio para estudiar, desarrollar y comercializar fármacos que van a ser rentables. Muchos medicamentos se toman durante largos períodos de tiempo, mientras que el tratamiento con ibogaína puede tener éxito con muy pocas administraciones. Esta es una razón por la cual la metadona es tan popular: una vez que un adicto a la heroína deja de usar la metadona, experimenta los síntomas de antojos y ansiedad. La metadona es adictiva, y la necesidad continua de metadona mantiene el adicto constantmente enganchado.

EL FUTURO DE LA IBOGAÍNA

El informe del año 2010 indica que la ibogaína puede desempeñar un papel importante en la sociedad estadounidense para ayudar en los tratamientos costosos, y mortales asociados con la adicción a las drogas y el alcohol. La mejor manera para que la ibogaína pueda proporcionar el alivio de la que es capaz, le correspondería al poder legislative del país eliminar el medicamento de la Lista I de sustancias controladas. De esta manera, los estudios formales y los tratamientos bajo médicamente supervisadas pueden llevarse a cabo. Como es poco probable que las compañías farmacéuticas financien estos estudios clínicos, miles de millones de dólares podrían ahorrarse a la larga, si estos estudios fueran financiados por los pagadores de impuestos. Otra opción disponible sería que los estados puedan despenalizar el uso y la posesión de la ibogaína, como muchos lo han hecho con la marihuana medicinal.

La ibogaína es erróneamente clasificado como una sustancia controlada en la Categoría Lista I, bajo el pretexto de que tiene un alto potencial para el abuso, que no tiene ningún uso médico aceptado, y tiene graves problemas de seguridad. En verdad, la ibogaína no es una droga recreativa. La ibogaína representa 36 horas de una experiencia que la mayoría de usuarios no desean experimentar de nuevo. Como resultado de las cualidades anti-adictivas de la ibogaína y los efectos físicos que provoca, es poco probable que alguien pueda optar por tomar ibogaína como droga recreativa, y, por tanto, el potencial de abuso es extremadamente bajo. Por otra parte, el hecho de que no hay clínicas legales en los Estados Unidos no demuestra que no hay uso médico aceptado para el medicamento. Varios investigadores han llevado a cabo estudios clínicos con la ibogaína y han abierto clínicas de tratamiento fuera de los Estados Unidos. La ibogaína tiene un uso médico aceptado, y el único obstáculo en la creación de estas clínicas en los Estados Unidos es la política. Además, aunque hay inquietudes de seguridad asociadas con ibogaína, al igual que con cualquier droga, estos problemas pueden resolverse haciendo la ibogaína disponible bajo la supervisión directa de los profesionales médicos capacitados. Adicionalmente, la ibogaína debe ser re-designado una sustancia controlada de la Lista II, como mínimo, para que los ensayos clínicos formales puedan llevarse a cabo en los Estados Unidos. La designación a la Lista II permitiría a los médicos prescribir ibogaína a sus pacientes para ser usados bajo supervisión médica. Esto reduciría, y a lo mejor eliminaría, sus efectos adversos, ya que los pacientes serían examinados extensivamente antes del tratamiento para asegurarse de que son buenos candidatos para la ibogaína. Además, al permitir a los médicos prescribir y supervisar el tratamiento ibogaína, la investigación más formal con la ibogaína podría llevarse a cabo.

En los Estados Unidos se gastan 181 mil millones de dólares en el abuso de drogas y la delincuencia relacionada con las drogas, y 185 millones de dólres en el abuso de alcohol cada año. La cantidad de dinero necesaria para financiar un estudio clínico controlado ibogaína, sería mucho menos costoso que los costos actuales de abuso de alcohol y drogas. Mediante la financiación de estos estudios y de hecho el tratamiento de adictos a las drogas y el alcohol, miles de millones de dólares gastados en el encarcelamiento de los adictos a las drogas y el alcohol pueden ser canalizados or redirigidos, y, probablemente, reducirse. Estos estudios deberían permitir que la amplia legalización de ibogaína para fines médicos, contribuyan a la reducción de la tasa general de delincuencia y hacer de la nación un lugar más seguro.

El estudio de la ibogaína ha proporcionado a la comunidad científica con una nueva herramienta para estudiar el cerebro y entender la motivación del adicto para el tratamiento. Una vez ingerido, ibogaína afecta a los neurotransmisores al re-establecerlos y básicamente aclarándolos. Se cree que este proceso borra el historial de codependencia del adicto de los opiáceos. Para utilizar Ibogaine con el fin de curar una adicción a los opioides no debe haber ninguna presencia de opiáceos en el cuerpo, ya que podría dar lugar a muerte. Después de los efectos secundarios luego de haber ingerido la ibogaína, estos desaparecen en un period de 24-48 horas, muchos pacientes reportan haber experimentado fenómenos visuales durante el estado de sueño despierto, como la repetición instructiva de acontecimientos de su vida que condujeron a su adicción. Otros reportan haber conquistador los temores y las emociones negativas que condujeron a su adicción. Se cree que el asesoramiento intenso y la terapia de seguimiento despues de esta experiencia,es crucial. Algunos pacientes requieren una segunda o tercera sesión en el transcurso de 12 a 18 meses y los datos muestran que sólo unos pocos pacientes han recaído en el consumo de drogas como lo hacían antes.

Richer y Zuckerman (2008), también nos informan que la ibogaína se administra en varias clínicas en el resto del mundo, especialmente en Canadá y América Latina, y también promovuen los esfuerzos de Howard Lotsof y los 30 años de los esfuerzos de la Dra. Deborah Mash en salvar a los adictos de la esclavitud a la sustancias que alteran el estado de ánimo. Describen esfuerzo agotador de la Dra. Mash para obtener el permiso para la investigación de la ibogaína, que va desde la presentación a la DEA-Drug Enforcement Agency(Agencia de Control de Drogas) para obtener la licencia de nárcoticos Lista I, la presentación a la Junta de Revisión de Sujetos Humanos de la Universidad para obtener permiso para que los seres humanos ingieren ibogaína, la presentación al Instituto Nacional del Abuso de las Drogas, y finalmente el permiso de la Administración de Alimentos y Drogas. El resultado final de este esfuerzo fue un testimonio prestado por uno de los pacientes descrito como CM quien viajó desde Denver para recibir el tratamiento. Ella escribió:

¿Quién habría pensado que durante hace más de 14 meses ahora estaría limpio y sobrio? ¿Quién podría haber imaginado que estaría feliz, alegre y libre de la enfermedad de la adicción con la que he vivido cada hora de cada día - y mucho menos aún estar viva para hablar de ello? Nunca olvidaré la noche que llegué a Miami. No podía saber que este programa, esta gente maravillosa y la raíz de la ibogaína iban a ser el catalizador para el cambio en mi vida, la catapulta para arrojarme a mi recuperación. Yo no tenía mucho tiempo de vida y apenas podía levantarme para tomar ibogaína. Ahora no me gusta ni imaginarme haber perdido esta oportunidad. No podría haber soñado un sueño mejor. Podría seguir hablando durante horas sobre cómo la ibogaína cambió mi vida. Estoy dispuesta a cambiar, a vivir, de amar y de ser amada.

En su publicación del año 2009 Adicción y Recuperación para Maniquíes los **escritores** Brian F. Shaw, PhD, Paul Ritvo, PhD, Jane Irvine, D.Phil describen la experiencia de un ex-adicto queien atribuye sus 3 años de sobriedad con la ibogaína, después de 15 años de adicción de la siguiente manera: "Era como morir e ir al infierno 1000 veces." Debido a esta descripción, dijeron los autores, se puede ver por qué la ibogaína no podía ser adictiva por sí mismo, ya que induce una catarsis emocional que motiva a los usuarios a no ingerir sustancias adictivas.

Los escritores aconsejan no utilizar ibogaína a menos que se realice bajo la cuidadosa supervisión de un médico con experiencia en su utilización, y concluyen su artículo sobre el tema mediante la introducción de una declaración de K. Alper, otro investigador de la Universidad de Nueva York Facultad de Medicina. Alper declaró que: "La ibogaína parece funcionar en todos los sistemas de neurotransmisores que conocemos." Agregó que una de sus propiedades es similar a un agente antidepresivo que actúa sobre los niveles de serotonina en el cerebro. Insisten nuevamente que los datos disponibles sugieren que la ibogaína es seguro, pero la atenta supervisión médica no debería ser pasado por alto.

Freye y Levy (2012), hablan del descubrimiento accidental a principios de 1960, de la capacidad de la ibogaína para causar la interrupción repentina y completa de la adicción a la heroína sin síntomas de antojos y ansiedad en cuestión de horas. Desde entonces, nos dicen, ha sido objeto de investigaciones científicas en su capacidad para interrumpir la adicción a otras sustancias como la cocaína, el alcohol y la nicotina. Freye y Levy (2012), también nos informan que los reportes anecdóticos sugieren que la ibogaína puede tener el potencial para conducir el tipo de introspección que ayuda a dilucidar los problemas psicológicos y los patrones de comportamiento que motivan la adicción, así como otros comportamientos auto-destructivos. Freye y Levy (2012), lamentan el hecho de que la prohibición de la ibogaína ha frenado la investigación científica sobre sus propiedades anti-adictivas. En sus palabras: "el uso de ibogaína para el tratamiento de drogas ha contribuído a la creación de una gran subcultura médica en todo el mundo.

Los psicólogos y los filósofos están aún por definir la ignorancia y la manipulación como el principal enemigo que amenaza la cordura, la sensatez, la seguridad, la paz mundial y la felicidad individual, y hasta que lo hagan, las puertas giratorias de los centros terapéuticos y los centros de patrones de comportamiento en todas partes del mundo continuarán abriendo sus puertas probablemente hasta la perpetuidad.

EFICACIA DEL TRATAMIENTO

Durante las últimas dos décadas, adictos, activistas y una amplia gama de médicos y científicos se han maravillado de la capacidad de la ibogaína de "crear un cese del deseo", como la Dra. Mash dice, en personas que sufren de adicción a diversas drogas, de los opiáceos, tales como la heroína y la oxicodona o la cocaína, el crack y el alcohol. Para los profesionales en el campo de la ciencia de la adicción, el descubrimiento de los efectos de la ibogaína es nada menos que revolucionaria – quizás a nivel del descubrimiento de la penicilina para el tratamiento de infecciones. "Este es uno de los mayores cambios de paradigma en cuanto al tratamiento de la adicción en el transcurso de mi carrera", dice el Dr. Kenneth Alper, profesor de neuro-psiquiatría y asociado de psiquiatría y neurología en la Universidad de Nueva York, quien ha estudiado y escrito sobre la ibogaína. El Dr. Jeffrey Kamlet, especialista en la adicción establecido en Miami Beach dice: "En mi opinión, este es uno de los descubrimientos más importantes en la historia de la medicina de la adicción." Kamlet está en una posición de saber. Ha tratado a decenas de clientes con ibogaína en la isla de St. Kitts, desde adictos desampardos hasta a los actores de cine, músicos populares e individuos de negocios exitosos que han abusado de todo, desde el alcohol a los analgésicos a base de opiáceos. "La adicción es una enfermedad que no discrimina", dice. El trtamiiento terapéutico de la ibogaína entre las estrellas de cine era tan frecuente que la la revista Star de la isla contactó a Kamlet hace unos años tratando de desenterrar información. "El periodista me dijo:" He oído del tratamiento de una gran cantidad de estrellas de cine. Te daré 500 dólares por nombre '", relata Kamlet. "Le dije que era poco ético, e ilegal y que no lo haría. Bueno, el periodista llamó a mi secretaria e hizo la misma oferta! Por supuesto, ella me contactó de inmediato." Los científicos aún están determinando cómo funciona exactamente la ibogaína. Se cree que se activan los metabolitos cuyas moléculas encajan en los receptores opiáceos del cerebro como una llave en una cerradura, bloqueando literalmente el deseo. El metabolito puede permanecer durante meses. Esta ocurrencia conlleva a otra notable ventaja: La ibogaína se acredita con la prevención del síndrome de los antojos y la ansiedad post-aguda, siendo este el proceso que cualquier adicto procura evitar, ya que es un obstáculo muy difícil de superar. Sin embargo, la realidad es que es poco probable que la ibogaína se comercializa como un milagro de la medicina a corto plazo. Esto se debe a las circunstancias particulares que rodean la sustancia que han conspirado para ponerlo en el limbo médico y comercial. La ibogaína se extrae de una planta, y estructura molecular de una planta no puede ser patentado. Esto hace de la ibogaína una inversión indeseable para las compañías farmacéuticas, las únicas entidades con bolsillos lo suficientemente profundos para pasar aproximadamente $300 millones necesarios para pastorear la droga a través de los ensayos clínicos requeridos por la Administración de Drogas y Alimentos de los EE.UU. Para complicar las cosas, algunos de los primeros patentes obtenidas en los años 1980 relacionados con los aspectos complementarios de la ibogaína, han expirado o están a punto de expirar, momento en el cual pasarán a formar parte del dominio público. "Esto no se encuentra en el radar de las compañías farmacéuticas", dice Alper. "No se puede esperar que tomen interés en un compuesto que va a perder dinero." Aún así, con un estimado de un millón de adictos a la heroína a nivel nacional, el doble de ese número de adictos a los opiáceos recetados y otros estimados dos millones de consumidores de cocaína, cabiendo mencionar las legiones de alcohólicos, se podría pensar que alguna compañía farmacéutica emprendedora estaría interesado en encontrar la manera de convertir un dólar con esta sustancia. Pero los expertos dicen que no es el caso. Al parecer, los adictos no son el grupo demográfico más deseable. Existe la percepción de que este no es un mercado lucrativo para servir, dice Alper, porque los usuarios generalment participan en un acto ilegal, son propensos a una muerte prematura y podrían no tener los medios para pagar el tratamiento. Sin embargo esto es una percepción errónea. Los estudios han demostrado que la mayoría de los adictos son empleados y tienen seguro médico. Luego está el estigma de trabajar con una droga psicodélica. "Los gigantes farmacéuticos en el mundo de hoy no están interesados en el estudio de halucinógenos como entidades terapéuticas", reconoce el doctor Frank Vocci, director de la división de terapias farmacológicas y las consecuencias médicas del abuso de drogas en el Instituto Nacional sobre el Abuso de Drogas (NIDA), parte de los Institutos Nacionales de Salud. NIDA revisa las solicitudes para nuevos tratamientos de la adicción. El prejuico de muchas personas, incluso científicos, es que creen que los halucinógenos son malos para usted y que nada bueno puede venir de ellos", dice Vocci.   Eso, por supuesto, no significa que los compuestos no tienen valor médico. Ya en la década de 1950, los científicos estaban estudiando, con cierto éxito, el uso del LSD para tratar el alcoholismo. El MDMA (éxtasis) se utilizó por primera vez para tratar la depresión crónica. Y, por supuesto, un debate nacional continúa haciendo estragos sobre el uso medicinal de la marihuana. Dicho esto, existe el pragmatismo detrás del sistema de regulación que se ha desarrollado.

En el cuarto piso de la Fundación Nacional de Parkinson, un edificio de ladrillo rojo cerca del Hospital Jackson Memorial en el condado de Broward, Florida, se encuentra la Fundación Nacional de Parkinson y el Banco de Cerebros, operado conjuntamente con la Universidad de Miami. Revestido en las paredes de los estrechos pasillos de la entidad, se encuentran los resúmenes médicos de tamaño póster, con títulos como "Investigaciones Internacionales de la Planta no adictiva del alcaloide Ibogaína: 1996-2004" y "estudios funcionales del transportador de dopamina en el cerebro humano postmortem." Los investigadores del banco de cerebros son más propensos a estar conversando en Chino mandarín como en Inglés. Aquí es donde la Dra. Deborah Mash, ana petite, científica voluble y directora del banco, lleva a cabo su investigación. Mash ha estado estudiando las drogas y sus efectos en los seres humanos desde hace dos décadas. Ella se dio a conocer en el año 1991 después de descubrir que un compuesto altamente tóxico, coca etileno, es producido por el hígado cuando las personas beben alcohol y cocaína al mismo tiempo. Pero su pasión actual es la ibogaína. "En este momento ibogaína es mi hobby. dice Mash. Ella habla en ráfagas rápidas de frases clínicamente precisas y se sienta encaramada en el borde de su asiento, una verdadera bobina de energía cinética. "Eso es porque nunca hemos sido capaces de obtener la financiación necesaria." "Hobby" no da crédito por el tiempo y la energía que ha gastado en la droga. Dirige los estudios y escribe propuestas de subvención. El no poder conseguir el di-

nero y la aceptación necesaria para tratar a pacientes con ibogaína, estableció la clínica en costas internacionales. Ella hizo
esto porque, científicamente hablando, ella está convencida de
que la ibogaína es un tratamiento "slam-dunk" (effective) de
opiáceos, y su frustración se basa en el hecho que la ibogaína
no está disponible en este país. Ha habido algunos avances
positivos. Mash descubrió la noribogaína,el metabolito producido por la ibogaína después de que entra en el cuerpo. Mash
cree que noribogaína bloquea los receptores opiáceos del cerebro, y porque la noribogaína se almacena en la grasa corporal y se descarga lentamente con el tiempo, sus efectos conti-
núan hasta por 90 días. Mash ha recibido patentes para el uso
de noribogaína y presentemente espera atraer a los inversionistas. "Mi fantasía", explica, "es obtener asociación con una
compañía farmacéutica para desarrollar el metabolito." Ella
envisiona un escenario de tratamiento en el que un paciente
podría una dosis de ibogaína una o dos veces en un entorno
clínico y luego usar un parche que contiene el metabolito de la
Noribogaína, al igual que los fumadores usen un parche de
nicotina. Basado en la investigación conducida en la isla de
St. Kitts, la FDA ha aprobado los ensayos científicos en humanos en los Estados Unidos. La Dra.Mash ahora debe deci-
dir si quiere seguir estudiando la ibogaína o simplemente cen-
trarse en noribogaína. Y, por supuesto, va a necesitar dinero.
Algunos fondos iniciales han llegado de los donantes que
desean permanecer en el anonimato. Como Mash le dirá, es un
comienzo. Han habido muchos intentos en la historia tortuosa
de la ibogaína, y el progreso no parece materializarse. Ella se
reagrupó y con el tiempo abrió las puertas de su clínica Visiones Curativas en la isla de St Kitts. En el año 2000, la Dra.
y sus colegas publicaron los resultados de 27 pacientes adictos

a la cocaína o la heroína, tratados en la clínica. Los investigadores concluyen que "los síntomas depresivos y los auto-
reportes de los pacientes sobre sobre su ansiedad, se redujeron
significativamente un mes después de suspender el tratamiento con ibogaína. También señalan que el tratamiento con ibogaína "disminuyó el deseo y la intención de los participantes a
consumir heroína."

PREOCUPACIONES DE SEGURIDAD

En su clínica Visiones Curativas, los pacientes reciben lo la Dra.Mash llama "cuidado de alta categoría", con control y monitorización continua y acceso a los más recientes equipos de emergencia. Los individuos que buscan el tratamiento de la ibogaína en otros entornos no reciben dicha supervision ni servicio. Vocci, un portavoz de NIDA, afirmó durante una reunión crucial de NIDA en 1995, el cual presidió, que la seguridad del tratamiento no era "la principal inquietud"., sin embargo el panel de evaluadores presente en la reunion, citó varias preocupaciones de seguridad que tenían. Un crítico escribió que el perfil toxicológico de la droga era "menos que ideal", con bradicardia liderando la lista de efectos adversos preocupantes. De hecho, entre 1989 y 2000, se presentaron tres informes de pacientes que murieron después del trtamiento con ibogaína, lo que desató un torbellino de preguntas sobre la seguridad del medicamento. La primera muerte de una mujer de 40 años de edad en Francia, al parecer derivaba de enfermedad cardíaca preexistente. La falta de información médica de esta muerte, entorpeció las investigaciones de los otros dos muertos, conllevando a conclusiones contradictorias sobre si la ibogaína era culpable. El informe también advirtió que el uso no autorizado de la ibogaína parecía estar incrementando. Un sofisticado "ferrocarril subterráneo" había surgido en Nueva York, encabezado por Dana Beal, un gran defensor de la legalización de la marihuana. Cuando cualquier individuo adicto a la heroína o la cocaína desarrollaban un interés en la ibogaína, a menudo llamaban a Beal, quien actúaba como consejero de admisión. Durante una entrevista en su domilio, que sirvió de cuartel general durante la década de los 60, para su periódico/revista radical denominado ***Yipster Times***, Beal dijo que si él consideraba que alguien era un buen candidato para la ibogaína, asistía en organizar una visita a una clínica informal. La mejor operación conocida, según Beal, se encuentra en Holanda en el hogar de Sara Glatt en Amsterdam, quien practica varios tipos de medicina alternativa. Glatt ha tratado a unas 85 personas durante los últimos 3 años. Cuando llega una persona adicta, Glatt pide un historial de problemas cardíacos o experiencias negativas con las drogas psicodélicas. A juzgar por la información y el peso del individuo, Glatt proporciona entre 2 g y 6 g de Iboga en polvo, el extracto de la planta que contiene al menos una docena de ingredientes activos, además de ibogaína. Mientras que los cargos de Glatt son de $1,000 o más por sus servicios, una clínica más reciente, en Vancouver, Columbia Británica, ofrece la ibogaína libre de cargos, es decir, totalmente gratis. El fundador de la clínica, Marc Emery, ganó 2,000 de 140,000 votos en la elección de la alcaldía de Vancouver en el año 2002, bajo el lema de mantener una plataforma de acceso abierto a la ibogaína. Él solicitó recientemente una lista de nombres por correo electrónico para el propósito de recibir reacciones para su propuesta sobre un regimen de tratamiento relacionado a la ibogaína.

En el campo del desarrollo de fármacos sancionados, Glick y Mash concentran sus esfuerzos en traer sus respectivos derivados de ibogaína en ensayos clínicos. "Es sin duda el camino a seguir ahora", dijo Vocci. Alper expresó una opinión similar, diciendo que él considera la ibogaína como prueba de concepto de que la mejor esperanza para un fármaco terapéutico radica en los derivados de la ibogaína. Glick, también está seguro que la FDA nunca aprobará ibogaína, ya que piensan que los efectos halucinógenos de la ibogaína, además de su historial social, podrían ser problemáticos.

Luego de que el Instituto Nacional sobre el Abuso de Drogas rechazó ensayos clínicos de la ibogaína, tanto Mash como Glick enfocaron su atención en la industria farmacéutica, una industria que había sido tradicionalmente discretos y poco receptivos a las drogas anti-adictivas. La institución farmacéutica conocida como Investigadores Farmacéuticos y manufactoradores de América (PhRMA) informa que en 1999, por ejemplo, la lista de los gigantes de la droga tenía 10 agentes de drogas anti-adictivas participando en los ensayos clínicos. Las mismas empresas tenían más de 400 medicamentos contra el cáncer en desarrollo clínico. Cuando se le pidió explicar la disparidad, Jeff Trewhitt, portavoz de PhRMA, respondió: "Desde luego, desafortunadamente, no sabemos la razón."

Sin embargo, los investigadores de la ibogaína y otros investigadores, incluyendo un portavoz del Abuso de Sustancias y la Administración de Servicios de Salud Mental (SAM-HSA), dicen que el estigma de la adicción y bajo potencial de ganancias financieras son las verdaderas razones por las cuales estas empresas se mantienen a distancia.

En cualquier caso, la falta de tratamientos farmacéuticos y otros tipos de tratamiento, significa que los costos sociales de la adicción seguirán subiendo. Reportes producidos por SAMHSA, nos informan que en el año 2000, la adicción a las drogas ilícitas tuvo un costo en los Estados Unidos de $160 mil millones en tan solo la atención médica. La pérdida de productividad, el crimen y el encarcelamiento, tuvo un costo por encima de $117 mil millones en 1997. La adicción a las

drogas ilícitas parece ser que estará entre nosotros permanentemente. Así también, al parecer, está la ibogaína

MEDICAMENTOS CONVENCIONALES

En la actualidad, el tratamiento farmacéutico para la adicción abuso de sustancias en los Estados Unidos se limita a dos tipos básicos: (1) terapia de reemplazo, y (2) la terapia de aversión. La terapia de reemplazo se caracteriza por la sustitución o reemplazo de la droga a que la persona es adicta por una "droga segura" bajo la teoría de que el individuo puede ser con el tiempo apartado o removido de la droga de reemplazo. Los ejemplos más destacados de esto la metadona para los adictos a la heroína y las drogas de reemplazo de nicotina para los fumadores. Desafortunadamente, no hay "drogas más seguras" disponibles para las personas con problemas de adicción a la cocaína, crack o metanfetamina. La terapia de aversión, por otra parte, implica el uso de fármacos que interaccionan negativamente con la droga de adicción, tales como Disulfiram, que se utiliza para tratar el alcoholismo. Esta opción de tratamiento apoya la idea de que el individuo va a ser disuadido de usar la droga a la que es adicta, porque cuando se combina con drogas aversión, induce náuseas, vómitos y dolor físico. Los problemas asociados con estos métodos de tratamiento, sin embargo, son numerosos. Ambos requieren tratamiento a largo plazo, lo que aumenta en gran medida la posibilidad de que un adicto abandone el tratamiento y regrese a sus viejos hábitos de consumir drogas. La terapia de reemplazo simplemente reemplaza un medicamento con otro, y, como es el caso con la metadona, la "droga más segura" es en sí misma adictivo. De hecho, tanto el uso ilegal de la metadona y las muertes causadas por la droga van en aumento. Los Centros para el Control y la Prevención de Enfermedades (CDC) reportaron por lo menos 786 muertes por metadona en 1999. Cinco años más tarde, el número de muertos había aumentado a 3,839. Los efectos desagradables asociados a la terapia de aversión, sin embargo, fueron la causa de que muchos pacientes interrumpieran el tratamiento, conllevando a su recaída. Afortunadamente, existe una planta natural cuyas raíces pueden ser la respuesta a muchas adicciones a las sustancias, incluyendo adicciones a la heroína, cocaína, crack, metanfetaminas, alcohol, y la nicotina. Desafortunadamente, este vínculo no está disponible para el tratamiento en los Estados Unidos, ya que tiene cualidades halucinógenas y es, por lo tanto, ilegal.

No obstante, estos investigadores señalan, y los más familiarizados con el tratamiento testificarán, que la ibogaína no es, en general, una "cura" para la adicción a las drogas, pero sirve como un reductor de la ansiedad y elimina síntomas de antojos por las drogas en la mayoría de los casos, y el individuo emerge típicamente unas 36 horas más tarde sin dependencia física por la droga. La ibogaína no erradica las causas subyacentes de la adicción, un factor que muchos tomarán su tiempo en comprender y mucho más tiempo en acceptar. La ibogaína es más que una desintoxicación, pero es un catalizador, y no una "cura". La ibogaína crea una "ventana de oportunidad" donde el individuo conscientement puede optar por recuperar el control de su vida. Es durante esta ventana de oportunidad que un adicto a las drogas puede ser alcanzado, y es por eso que el postratamiento y la terapia son tan importantes para el éxito con la ibogaína.

Debido a que la ibogaína es ilegal en los Estados Unidos, las personas que tienen o son capaces de obtener los recursos para viajar a México, Canadá o el Caribe para el tratamiento a menudo regresan a casa sin ningún apoyo esperándolos. A pesar de que ya no están físicamente dependientes, los recuerdos provocados durante el tratamiento pueden comenzar a sobrecargarlos y muchos recurren de nuevo a las drogas, en ausencia de cualquier terapia real para ayudarles a hacer frente a estos problemas subyacentes, de manera positiva.

Mientras que muchos en el campo del tratamiento han catalogado la adicción como una "enfermedad", han utilizado la palabra de una manera vaga y metafórico, es decir, desde una enfermedad de la mente a una enfermedad del espíritu. Muchos asumen que un adicto sufre de un problema cerebroquímico, pero los científicos no habían sido capaces de penetrar en nuestra mente para comprobarlo. Ahora pueden, con avances en la tecnología de imágenes cerebrales, y tienden a estar de acuerdo sobre lo que ven, aunque no necesariamente en la forma de solucionarlo: la adicción - ya sea al alcohol, las drogas o incluso a comportamientos adictivos como juegos de azarconductas como el juego - parecen ser enfermedades complicadas que afectan los procesos cerebrales responsables de la motivación, la toma de decisiones, la búsqueda del placer, el control inhibitorio y la forma en que aprendemos a consolidar información y experiencias. Esta nueva investigación, a su vez, está impulsando un gran esfuerzo por parte de los científicos y las compañías farmacéuticas para desarrollar medicamentos y vacunas para tratar la adicción. El Instituto Nacional sobre el Abuso de Drogas y el Instituto Nacional sobre el Abuso de Alcohol y Alcoholismo están estudiando, o la vez financiando estudios sobre, más de 200 medicamentos contra la adicción. La búsqueda de la farmacología para el tratamiento de la adicción no es nueva. La historia del tratamiento de la adicción en los Estados Unidos está llena de supuestos medicamentos milagrosos y "curas", la mayoría de los cuales resultaron ser inútiles. Pero hay un puñado de medicamentos – algunos, desarrollados a mediados de la década de 1900, y otros, más o menos, en la última década- que se utilizan para asistir a los adictos a dejar de fumar. Luego está la metadona y buprenorfina, para adicción a la heroína, ambos de los cuales se unen y activan los receptores opioides en el cerebro. Cada uno sustituye por la heroína mediante la activación de los mismos receptores cerebrales como la droga, pero muchos médicos prefieren la buprenorfina, la cual fue aprobada por la Administración de Alimentos y Medicamentos en el año 2002, ya que produce menos efectos que la heroína y existe una menor dependencia. En cuanto al alcohol, el medicamento de Antabuse, que hace que las alcoholics se enfermen físicamente si beben, ha estado en el mercado desde 1948, aunque no se utiliza ampliamente. Científicos especializados en la adicción, se hayan muy optimistas sobre otro medicamento contra el alcoholismo, llamado naltrexona, que fue desarrollado originalmente para tratar la adicción a los opiáceos, pero fue aprobado para el tratamiento del alcoholismo en 1994. Los estudios científicos han encontrado la noltrexona puede ayudar a algunos alcohólicos o abstenerse del alcohol o reducir su consumo, y dos compañías farmacéuticas recientemente se unieron para producir Vivitrol, una forma inyectable de la naltrexone, aprobada por la FDA (Administración de Alimentos y Drogas) en Abril del año 2006. Vivitrol requiere una inyección mensual, administrada por un médico, y ahí radica el problema, ya que con los adictos no siempre se puede contan ni confiar en que mantengan rigor y disciplina.

Ninguno de los medicamentos corrientement aprobados para el tratamiento de la adicción son perfectos, y en muchos aspectos son los productos de algunos de los avances anterio-res en la neurociencia. En los últimos años, sin embargo, los científicos dicen que han aprendido una cantidad asombrosa de cómo la adicción afecta el cerebro, y los neurólogos y otros investigadores de adicción están ansiosamente probando y desarrollando una nueva generación de medicamentos contra la adicción. "En 5 o 10 años, vamos a tratar la adicción de manera muy diferente", predice Nora Volkow, psiquiatra y directora del Instituto de Abuso de Drogas, quien estudió en el Instituto de Tecnología de Massachusetts. Ella presentó una conferencia titulada, "Adicción: La Neurobiología del Libre Albedrío, Desaparecido", en una forma intensa y rápida. (Además de ser una pensadora de prestigio en los Estados Unidos y líder en el campo de la adicción, La adicción es uno de los mayores problemas de salud pública de la nación, con un costo de $524 mil millones (incluyendo salarios y costos perdidos en el cuidado de la salud pública y los sistemas pena-les de justicia) cada año. La mayoría de los aproximadamente 20 millones de alcohólicos y drogadictos en Estados Unidos (y millones más de jugadores compulsivos, aquellos sin con-trol sobre su apetito, y los adictos al sexo, si se acepta una comprensión más amplia de la adicción), nunca obtienen ayu-da. Aquellos que obtienen ayuda, suelen recaer repetidamente, regresando a los centros de tratamiento de 5, 10 ó 15 veces (si no mueren primero). Y muchos de los que se "recuperan" simplemente intercambian una adicción por otra – Los adictos han nombrado esta danza, "cambiar asientos en el Titanic."

LA CONEXIÓN DE DOPAMINA

Durante gran parte de las últimas dos décadas, Volkow y otros neurocientíficos quienes exploran la base fisiológica de la adicción, han tratado de explicarlo mediante el estudio de la dopamina en el cerebro, la cual funciona como un neurotransmisor, enviando señales entre las células en el cerebro. La dopamina afecta a una variedad de funciones críticas, incluyendo el aprendizaje, la memoria, el movimiento, la respuesta emocional y los sentimientos de placer y dolor. Se pensó originalmente, que la dopamina servía como una especie de señal de placer en el cerebro, que nos indicaba cuando algo se siente bien o gratificante. Pero los científicos ahora creen que la dopamina es más un indicador de relevancia - es decir, nos dice, y nos ayuda a recordar,en lo que debemos enfocarnos. Cuando ves a una persona a la que estás fuertemente atraído, los científicos ahora pueden ver un aumento de la dopamina en el cerebro. Si tienes hambre y hueles un alimento que te gusta, también aumenta la dopamina. Pero incluso experiencias desagradables - como el dolor físico o el temor de un intruso en la casa - puede causar un aumento de dopamina. (Existen algunas hipótesis de que las diferentes células del receptor de dopamina son responsables de disparar en situaciones gratificantes o aversivos).

Las drogas, sobre todo la cocaína y las metanfetaminas, causan un gran aumento en la cantidad de dopamina segregada en las células del cerebro, dando lugar a sentimientos de euforia. Con el uso regular y repetido de las drogas adictivas, el cerebro responde finalmente reduciendo su liberación normal de la dopamina. Los estudios también muestran una disminución simultánea en el número de receptores de dopamina creados. Eso, a su vez, hace que el sistema de recompensa del cerebro tenga menos probabilidades de responder a las conductas normales como el romance, una buena comida, la compañía de amigos, los cuales producen una oleada normal de la dopamina. El cerebro adicto se convierte esencialmente entonces en elemento patológico selectivo, dependiendo cada vez explosiones más grandes, como por ejemplo, la cocaína, para sentirse recompensado.

Tal vez lo más fascinante para los investigadores de la adicción es como un aumento de la dopamina crea un deseo o antojo - y la expectativa de una recompensa. En un estudio publicado a principios de este mes en (The Journal of Neuroscience) La Revista de Neurociencia, Volkow utiliza un escáner cerebral para ver los descargos de dopamina en 18 adictos a la cocaína mientras observaban dos vídeos: uno de paisajes de la naturaleza, la otra de adictos consumiendo cocaína. Volkow encontró que el descargo de la dopamina aumentó, mientras que los adictos a la cocaína observaban el video y que la gravedad del aumento correspondía a su nivel de auto-reporte de su deseo por la droga. "Para estas personas, su vida y su experiencia les había enseñado que cuando observaban a otros usuarios consumiendo cocaína , probablemente estaban a punto de ser también recompensados con drogas; a pesar de que conscientemente sabían que este no sería el caso despues de ver el video. Sus cerebros habían aprendido a esperar la recompensa.

Los científicos postulan que los picos de dopamina inducidos, las ansias y los antojos, esencialmente subyugan la corteza frontal bien-intencionado del cerebro, la cual se encarga de la planificación y la toma de decisiones. El Instituto sobre el Abuso de Drogas está financiando estudios de medicamentos que podrían amortiguar ese proceso, interrumpiendo el descargo de dopamino cuando un adicto observa una situación de consumo o una señal pre-determinada.

La dopamina también viaja a las partes del cerebro responsable de la solidificación de la memoria, como la amígdala, que aprende y almacena memorias emocionales (incluyendo el alto de drogas). Algunos investigadores plantean la hipótesis de que a través de una combinación de medicamentos y terapia conductual, los adictos pueden "desaprender" estos poderosos recuerdos y asociaciones, haciéndolos menos propensos a recaer cuando ven una señal. "Potencialmente, podríamos poner a un adicto en una situación de realidad virtual, donde se les muestra videos de amigos con que solían utilizer drogas, la diferencia sería que ahora, la señal no está asociado con ningún tipo de recompensa satisfactoria. La realidad es que se le puede suminstrar al adicto un medicamento que mejore la formación de la memoria. Esencialmente, se le estará enseñando algo nuevo -. que una línea de polvo blanco no significa nada especial. "

La dopamina también puede hacer que algunas personas sean más vulnerables a la adicción. Estudios recientes en animales y humanos han indicado que aquellos con bajos niveles de receptores D2 de la dopamina, la cual regula la descarga de dopamina en el cerebro, tienen mayor probabilidad de encontrar la experiencia de tomar drogas algo muy placentero. Algunos investigadores, como Volkow, sugieren que las personas con menos receptores D2 experimentan una señal de recompensa de menor intensidad, y como resultado consumen en exceso para sentirse satisfechos. En un experimento, Volkow aumentó el nivel de los receptores D2 de dopamina en ratas que tenían niveles bajos. Despúes de la ampliación, las ratas redujeron significativamente su consumo de alcohol, que ansiosamente había engullido antes. Desafortunadamente, todavía no sabemos cómo aumentar con seguridad el número de receptores de dopamina D2 en el ser humano. De hecho, todavía no sabemos cómo hacer mucho cuando se trata de la dopamina y la adicción. Probablemente entendiendo cómo funciona el neurotransmisor nos podría ayudar a comprender mejor la adicción, pero el studio de la dopanima no nos ha llevado a desarrollar ningún medicamento eficaz por el monento, lo cual es el objetivo final de muchos investigadores. Ya que la adicción parece afectar a tantas regiones diferentes del cerebro, los neurocientíficos están extendiendo una red más amplia en la búsqueda de medicamentos eficaces. Para algunos, la nueva frontera implica dos importantes neurotransmisores del cerebro: GABA y glutamato.

LOS FRENOS DEL CEREBRO

Walter Ling, neurólogo y director de los programas de Abuso de Sustancias Integradas en la UCLA, explica los procesos cerebrales complejos utilizando metáforas simples. GABA (ácido gamma-amino butírico). El Dr. Ling sostiene la noción de que el GABA es para un cerebro lo que un sistema de frenaje es de un automovil. En algún momento te das cuenta de que tu coche es un gran coche, no por su motor, pero pero por su buen system de frenaje. GABA representa los frenos. Si los frenos no funcionan bien, te estrellas. "GABA es el principal transmisor inhibitorio del cerebro, y su papel, en esencia, es prevenir que el glutamato, el principal transmisor excitador, nos abrume. En casos extremos, demasiado glutamato puede provocar una incautación, y demasiado GABA puede ponernos en un estado de coma. Los investigadores cinetíficos están especialmente interesados en el equilibrio de GABA y glutamato en el cerebro. Existe la hipótesis de que el deseo adictivo es el resultado de un exceso de glutamato o la falta de GABA."Hemos sido capaces de medir GABA en un cerebro activo y vivo, pero medir el glutamato en los cerebros humanos vivos sólo ha pasado a ser factible en los últimos meses ", nos dice Frank Vocci, director de la división de terapias farmacológicas y las consecuencias médicas del Instituto sobre el Abuso de Drogas. "Lo que se ha demostrado es que las personas con problemas de alcohol y cocaína tienen menos GABA en el cerebro, y que sabemos que los medicamentos que incrementan el GABA han demostrado cierta eficacia en el tratamiento de la adicción." (Vocci dice que aún no está claro si la ausencia de GABA es una de las causas de la adicción o el resultado.) El topiramate, un medicamento para las convulsiones, por ejemplo, funciona tanto en GABA como con el glutamato y en ensayos iniciales ha ayudado a algunos alcohólicos, a abstenerce de la bebida o reducer su consumo. El relajante muscular baclofeno, que esencialmente imita los efectos de GABA, también puede ayudar a algunos adictos a la cocaína a dejar su addición. Ambos están siendo objetos de ensayo por el Instituto.

Hythiam, una empresa en Los Angeles dedicado a los servicios de salud que fue noticia nacional en la primavera cuando imprimió el rostro de Chris Farley - con las palabras "La Culpa no fue toda Suya" - en una serie de vallas publicitarias, está particularmente interesado en función del GABA en la adicción. La compañía está comercializando agresivamente su protocolo de Prometa para la cocaína, el alcohol y la adicción a la metanfetamina, que consiste en una terapia y medicamentos, tanto oral como intravenosas. Prometa parece reducir la ansiedad y los antojos, mejorando los receptores de GABA del cerebro, dice David Smith, el ex presidente de la Sociedad Americana de Medicina de Adicciones y ahora el director de asuntos médicos en Hythiam y el jefe de un centro de tratamiento de Prometa en Los Angeles. Sanjay Sabnani, vicepresidente de desarrollo estratégico de Hythiam, dice: "Es hipótesis hasta este punto, porque no hemos físicamente, abierto el cerebro de ningún ser humano todavía, pero al parecer, la normalización de los receptores GABA quita el deseo y la ansiedad por las drogas. Un sentimiento que normalmente o estaría presente con la ausencia de drogas. Y aparentemente, esto parece porque el protocolo restablece un mecanismo defectuoso en el cerebro y no por la fuerza de voluntad, amor, Dios, la disciplina, o el apoyo de la familia entre otras cosas. " Una serie de encuestas recientes patrocinados por el Consejo Nacional sobre Alcoholismo y Farmacodependencia y Rostros y Voces de la Recuperación, un grupo en defensa de la recuperación, encontraron que la mitad del public, se refieren a la adicción como una debilidad personal. Entre los que catalogan la adicción como una enfermedad, lo colocaron en una categoría especial en donde los individuos están enfermos por haber tomado malas decisiones.

Las compañías farmacéuticas llegaron a San Diego para argumentar que la adicción es una enfermedad crónica y recurrente, como la diabetes o la hipertensión - y nadie, le recomienda a un diabético a tratar de aguantarse sin insulina. Ellos no descartan la importancia del medio ambiente en la inducción de comportamiento adictivo, o intervenciones psicosociales como parte del proceso de recuperación, de hecho, la mayoría de la terapia de estrés lo toman como un complemento esencial para sus productos. Pero insisten en que los medicamentos estabilizarán a los adictos y hacen que el trabajo terapéutico y spiritual sea más eficaz.

Alkermes y Cephalon, son dos compañías farmacéuticas productoras y comercializadoras de Vivitrol, la forma inyectable de naltrexone que fue recientemente aprobada, para tratar a los alcohólicos. Alkermes y Cephalon inicialmente se centran en los médicos que se especializan en la adicción, pero planean con el tiempo, comercializar la droga directamente a los médicos de atención primaria o medicos de cabecera, la mayoría de los cuales refieren a sus pacientes a los centros de tratamiento y a los centros de Alcohólicos Anónimos. "Se require un necesario cambio completo de paradigma". Doug Neale, director de productos en Cephalon comentó que le gustaría ver el día en que un paciente que está luchando con el alcoholismo puede entrar en la oficina de su médico de atención primaria, y decir por ejemplo, 'Doc, estoy bebiendo demasiado y parece que no puedo abstenerme"., y el médico tendrá una gran cantidad de opciones para los medicamentos que pudiera prescribir." Muchos centros de tratamiento de la adicción comparten ese punto de vista, lo que hizo una extraña escena en la sala de exposiciones en la sociedad de la conferencia de medicina de la adicción. Los centros de tratamiento , la mayoría de los cuales abogan por una solución conductual y espiritual a la adicción, promovieron sus centros junto a las compañías farmacéuticas dotadas de soluciones médicas novedosas. "¿Por qué no se unen estos dos campos?" Smith, el director médico del Hythiam, dijo mientras se sentaba delante de la cabina de la empresa. "Ellos necesitan unirse. En la medicina, si algo no funciona, se intenta algo nuevo. Durante todos estos años en lo que respecta a la adicción, si alguien va al tratamiento y recae, los mandamus a los mismos tratamientos una y otra vez esperando un resultado diferente. Eso es una locura y estamos empezando a darnos cuenta de ello. El campo del tratamiento de la adicción está cambiando ante nuestros ojos, y sólo va a seguir cambiando. Los avances en la neurociencia y farmacología nos están obligando a llevar a cabo cambios extraordinarios y nadie será capaz de detenerlo.

Esos cambios podrían conducir a la creación de vacunas para la adicción. Algunos ya están en desarrollo. La compañía británica Xenova Group Plc ha creado lo que se dice son vacunas eficaces para la cocaína y la adicción a la nicotina (NABI Biopharmaceuticals en Florida también ha desarrollado una vacuna contra la nicotina). La function de las vacunas, que el Instituto sobre el Abuso de Drogas y otros están pro-

bando, es la producción de anticuerpos para una droga especí-
fica, uniéndose a la droga cuando este entra en el torrente sanguíneo y evitando que penetre en el cerebro. Una vacuna eficaz no evita el deseo o los antojos; lo que es una solución
inadecuada, dicen algunos; pero que hará que sea casi imposible para un adicto drogarse y experimentar una alta con esa
sustancia en particular. Y si se combina con medicamentos
que podrían amortiguar el deseo, algunos especialistas en
adicción creen que vamos a dejar de usar la palabra "tratar" y
comenzar a usar la palabra "cura". Mateo Torrington, un médico de la adicción a la medicina en Los Angeles que trabaja
con Smith en su centro Prometa, asistió a la conferencia de la
sociedad y que cree que podemos eliminar esencialmente la
adicción en los Estados Unidos. "Con los avances científicos
que estamos haciendo en la comprensión de cómo funciona el
cerebro humano", dice, "no hay ninguna razón por la que no
podemos erradicar la adicción en los próximos 20 o 30 años.
Creo que la adicción es la más vencible de los principales
problemas que enfrentamos. Y creo que lo haremos. "

EL PAPEL DEL ESTRÉS EN ADICCIONES

En su libro "Slaying the Dragon" "(Matando al Dragón): La historia de Tratamiento y Recuperación de la Adicción América," William L. White relata cómo en los 1800, un sin número de "medicamentos" como Tónicos para Caballeros Embriagados promete eliminar "el deseo de un estimulante que los que han sido adictos a la utilización de los espíritus ardientes/alcohol conocen muy bien". En el catálogo de 1905 de Sears, Roebuck & Compañía se anuncia que una persona que lucha con la adicción de opio o la morfina podían adquirir una "cura" en botella por tan solo 69 centavos. La mayoría de estas pociones milagrosas fueron promovidas como resultado de importantes avances científicos y médicos. La ciencia, al parecer, ha estado siempre el punto de salvarnos de la adicción. "Pero nunca ha cumplido con su promesa", dice Bruce Alexander, profesor emérito de psicología en la Universidad Simon Fraser en Columbia Británica, "y yo no creo que la ciencia esté a la altura de su promesa ahora, tampoco. La addicción no demanda una solción científica.

Alexander se encuentra entre un grupo vocal de investigadores de la adicción que sostienen que enfocándose en una píldora para el tratamiento de la addicción no aborda la causa principal de convertirse y mantenerse enganchado en la addicción: la causa se encuentra en nuestras vidas desconectadas e infelices. A partir de finales de 1970, Alexander y su equipo de investigadores de la Simon Fraser propusieron estudiar el papel del medio ambiente en el comportamiento adictivo. Hasta ese momento, la mayoría de los científicos que estudian la adicción pusieron ratas en pequeñas jaulas individuales y observaban como se bebieron ávidamente soluciones mezcladas con drogas, ignorando el agua y los alimentos, a veces muriéndose en el proceso. Este fenómeno se observó - por vez primera por los investigadores, a continuación, por los zares de las drogas, y por ultimo por los padres de familia quienes trantan de mantener a sus hijos alejados de las drogas- como prueba de la calidad inherente adictiva de las drogas y la inevitable addicción que sufriría cualquier ser humano que los consuman. Esto por supuesto, es falso. La mayoría de las personas que usan drogas no se conviertan en adictos.

Entonces, ¿cual fue el motive por el cual todas esas ratas de laboratorio perdieran la cabeza? Bruce Alexander y su equipo de investigación proponen una hipótesis bastante simple: Las ratas tuvieron vidas horribles. Se encontraban estresados, aburridos, y buscaban como auto-medicarse. Para demostrarlo, Alexander creaó un paraíso para las ratas en el laboratorio a la que llamó Parque de las Ratas. La residencia compuesta de 200 metros cuadrados, delineada con bolas brillantes y latas para jugar, arroyos y árboles pintados a la vista y un gran espacio para el apareamiento y socialización.

Alexander tomó 16 ratas afortunadas y los dejó caer en el Parque Rata, donde se les ofreció agua o un cóctel dulce a base de morfina (a las ratas les encantan los dulces). Alexander ofreció las mismas dos bebidas al grupo de ratas que se encontraban controlados y aislados en jaulas. Los resultados? Las ratas del Parque, aparentemente teniendo demasiada diversión para preocuparse por euforias artificiales, casi no tocaron la solución de morfina, aún siendo dulce. Las ratas aisladas y posiblemente deprimidos, por otra parte, con entusiasmo consumieron la solución de morfina 12 veces más que las ratas en el paraíso del Parque de las ratas.

Alexander predijo recientemente que a menos que nos sometemos a un "renacimiento cultural" y todos comienzen viviendo en una versión humana de su parque de ratas (admitiendo a su vez que no es probable), no vamos a estar erradicando la adicción a corto or largo plazo. Mientras Volkow del Instituto sobre el Abuso de Drogas no está de acuerdo con Alexander en que el desarrollo de medicamentos contra la adicción es una empresa inútil, ella dice que un ambiente positivo y enriquecedor, sobre todo durante la infancia y la adolescencia, es un fuerte protector contra la adicción. Volkow dijo que es probable que los adictos hayan innecesariamente sido estresados durante su niñéz (desde la negligencia, el abuso emocional, físico o sexual, o la pobreza) y son más propensos y menos capaces de lidiar con el estrés en la edad adulta.

Los estudios demuestran que los animales que están estresadas durante su temprano desarrollo, tienen más probabilidades de auto-administrarse medicamentos más adelante en la vida. Viviendo en un ambiente enriquecido - uno con una cantidad mínima de tensión y ansiedad, como Parque Rata- parece evitar que los animales desarrollen un comportamiento adictivo. Volkow (1999), declaró que, "Algunas personas están naturalmente más protegidos contra la adicción que otras", pero eso no es suficiente para mantener a alguien fuera de las garras de la addicción. Lo mismo es cierto para aquellos que están genéticamente predispuestos. Sabemos de los estudios de gemelos y los estudios de la familia que alrededor del 50 por ciento de la vulnerabilidad de una persona a la adicción es genética. Pero si nunca estás expuesto a las drogas ilegales, o si uno crece y vive en un ambiente enriquecedor, sin traumas y demasiados factores de estrés, es probable que nunca te conviertas en un adicto.

SI NO ES UNA ADICCIÓN, ES OTRA

Volkow y otros investigadores aún no han podido explicar la razón por la que elegimos una manifestación particular de addicción sobre otro. ¿Por qué algunos de nosotros nos convertimos en adictos a la cocaína, mientras que otros son adictos al alcohol o cigarrillos? Los investigadores presumen que la disponibilidad del medio ambiente y la predisposición genética juegan un papel, pero no saben a ciencia cierta.

Para complicar aún más el tema, resulta ser que muchas personas son adictas a más de una sustancia o actividad. Howard Shaffer, director de la división de las adicciones en la Cambridge Health Alliance, una filial de la Escuela de Medicina de Harvard, sugiere un "modelo" síndrome de la adicción: cada manifestación externa de la adicción es en realidad parte del mismo trastorno subyacente. El modelo de síndrome de Shaffer argumenta que las adicciones conductuales (como el juego, el sexo y comer) pueden ser tan poderosos como la adicción a la heroína o metanfetamina, y su creencia está ganando aceptación entre los neurocientíficos e investigadores de la adicción, muchos de los cuales descartaban esta idea un producto de la cultura americana que es adicta a nombrar todos los males como una addicción.

Sin embargo, mediante el estudio de recompensa del cerebro y los sistemas de placer, los investigadores están descubriendo que las drogas y los comportamientos poderosamente gratificantes como los juegos de azahar y el sexo afectan el cerebro de manera similar. Neurólogos del Centro Médico de la Universidad de Hamburgo-Eppendorf, en Alemania, por ejemplo, encontraron que los jugadores patológicos, tanto como los drogadictos, tienen un sistema de recompensas moroso que no reacciona normalmente a los estímulos placenteros. Los científicos utilizaron un escáner de resonancia magnética para comparar las respuestas cerebrales de 12 adictos a las apuestas y 12 personas no adictos, a un juego de cartas de adivinanzas. A los participantes se les pidió que eligieran una tarjeta de juego, y si la tarjeta resulta ser de color rojo, ganarían un euro.

El juego activó el estriado ventral, una parte importante del sistema de recompensas del cerebro. Los no adictos que eligieron una carta ganadora aumentaron el flujo de sangre hacia el estriado ventral, mientras que los adictos a los juegos de azahar que recogieron la tarjeta correcta tenían mucho menos flujo de sangre hacia el estriado ventral (su sistema de recompensa era menos activa). Era como si sus cerebros, que estaban acostumbrados a las recompensas de gran alcance, decían: "Usted llama a este simple premio una recompensa?" El mismo tipo de indiferencia hacia las recompensas básicas se ha visto en el estriado ventral de adictos a la cocaína. En el caso de los jugadores, se ha observado que tienen que aumentar sus apuestas para conseguir el mismo nivel de excitación del juego, esto no es diferente a una persona adicta a las drogas que tiene que consumir mucho más para conseguir un efecto alto de euforia. Cuando los apostadores intentan cortar su hábito, experimentan síntomas de deseos y ansiedad similares a los síntomas que sufren los adictos a las sustancia químicas. Ellos se deprimen, son irritables y tienen problemas de insomnia. Generalmente, para aliviar estos síntomas a corto plazo tienen que regresar al juego y las apuestas.

PERSPECTIVA DE UN ADICTO

¿Qué piensan los adictos de todo este enfoque en sus cerebros? William C. Moyers, un defensor de la recuperación (y el hijo del periodista <u>Bill Moyers</u>), quien durante 12 años ha estado libre de drogas y alcohol, fue invitado a hablar en la conferencia de M.I.T.(Instituto Tecnológico de Massachusetts). En una habitación llena de científicos e investigadores de la adicción obsesionados con las complejidades del cerebro humano, Moyers dió una charla que les recordó que el tratamiento de la adicción puede ser aún más complicado de lo que pensaban. "Tengo una enfermedad con origen en el cerebro, pero también he sufrido con el otro componente de esta enfermedad", dijo a los investigadores y científicos reunidos allí, algunos de los cuales diligentemente tomaron notas. "Yo nací con lo que suelo llamar un agujero en mi alma... Un dolor que provenía de la realidad de que yo no era lo suficientemente bueno y merecedor. Que no se me prestaba suficiente atención y quizás nadie me quería".

La sala de conferencias estaba tranquila y no se oía ni un sonido. "Para nosotros los adictos", continuó, "la recuperación es algo más que tomar una píldora o tal vez tirarnos un trago. La recuperación es también tomando en cuenta el espíritu, y sobre cómo tratar ese agujero en el alma."

SSRI Y EL TRATAMIENTO DE LA ADICCIÓN

Los esfuerzos concertados para entender el funcionamiento de la mente humana no comenzaron hasta 1889, con el fisiólogo alemán Wilhelm Wundt. Wundt y sus colegas hicieron un esfuerzo para estudiar el cerebro físico en sí, pero la idea de experimentar con otros mamíferos todavía no había nacido por lo que sus temas de experimentación eran limitadas. No fue hasta que BF Skinner y sus colegas decidieron utilizar ratas y otros mamíferos con AND y estructuras cerebrales que llevan algunas similitudes con la de los humanos, que comenzamos a escudriñar el funcionamiento del cerebro, adquiriendo como resultado algunos conocimientos sobre cómo se forman los hábitos, cómo se crea la adicción y qué sustancias puede crear más dependencia. Los experimentos con ratas nos ha brindado una gran cantidad de información acerca de nuestros propios comportamietos, ya que las ratas también son mamíferos inteligentes que piensan y planifican más o menos de la mism manera como los seres humanos. Fue en sus experimentos con ratas, que los científicos comenzaron a desarrollar ciertos medicamentos que eventualmente alteran el funcionamiento cerebral. Fue en ese mismo sentido que en la segunda mitad del siglo XX, se produjeron una serie de medicaciones psicotrópicos designados para aliviar los efectos de varias enfermedades transmitidas por el cerebro. Estos medicamentos se caracterizan por las controversias que han generado en los últimos años, con detractores y firmes oponentes que sienten que estos medicamentos nunca deberían haber estado en el mercado. Parte de la oposición se debe a los efectos secundarios que algunos de estos medicamentos producen en los pacientes que los ingieren. Sin embargo los médicos y científicos quienes observan estos pacientes pronto descubrieron que los medicamentos prescribidos a sus pacientes también tenían efectos positivos que no habían previsto. En retrospectiva, hay cierta lógica en esto, pero esa lógica sólo es evidente ahora que la adicción se ha declarado una enfermedad cerebral. Antes de los años setenta un adicto era considerado todo, menos un hijo de Dios. Se les consideraba carentes de carácter, de valores morales, débiles o simplemente degenerados. La idea de que eran pacientes que sufren nunca tuvo asimiento hasta la segunda mitad del siglo XX. La lógica aquí es que la adicción es una enfermedad del cerebro como el Parkinson, la esquizofrenia y la depresión... por lo tanto, el medicamento que utilizamos para estas enfermedades también deberían tener algún efecto en las partes del cerebro que se relacionan con la adicción. La categoría que utilizamos para la clasificación de estos medicamentos se denomina (SSRI) o ISRS que significa: Inhibidor Selectiva de la Recaptacion de Serotonina. Esta categoría de medicamentos tiene sus detractores y tiene sus partidarios, pero sólo aquellos cuyos sufrimientos se han aliviado por estos fármacos son permitidos hablar sobre el tema. Cualquier persona con una enfermedad cerebral es bienvenido a aguantarse por sí solo y sin la asistencia de cualquier tipo de medicamentos, es su elección, pero para aquellos lo suficientemente humildes como para buscar ayuda; haciéndolo después de una cuidadosa investigación; la recompensa puede ser asombrosa. No todo ser humano se atreve a ir por el camino de la ibogaína, que requiere fortaleza intestinal y testicular. La ibogaína es sólo para aquellos a punto de suicidarse con sus propios fármacos de elección. Afortunadamente, la ciencia moderna nos ha brindado opciones, y muchos de estos medicamentos aprobados son realmente efectivos.

Uno de los más populares de estos medicamentos ISRS es Neurontin o Gabapentin, un medicamento anticonvulsivo que resulta que también tiene el efecto de reducir los antojos de la cocaína, lo que reduce las posibilidades de recaída en los pacientes que intentan superar la adicción. Esto sucede mediante el aumento de GABA en el cerebro, un neurotransmisor en el cerebro que tiene un efecto calmante, aumentando el relajamiento y disminuyendo el estrés y la ansiedad. No obstante, en dosis incorrectas, el fármaco puede producir ardor de estómago, mareos, dolores de cabeza y visión borrosa. Otra ISRS incrementa los niveles de GABA en el cerebro es Baclofen, aunque este también tiene sus contraindicaciones.

Uno de los medicamentos más antiguos y más eficaz para la adicción es Antabuse, conocido científicamente como Disilfuram. Antabuse ha sido utilizado con éxito para frenar atracones con el alcohol, pero estudios recientes han demostrado que también bloquea los receptores de la cocaína en el cerebro por lo tanto impidiendo que un adicto a la cocaína experimente la euforia o cualquiera de los llamados placeres asociados con la cocaína. En términos más técnicos del fármaco aumenta los niveles de una sustancia conocida como Acetaldehído que se encuentra en la sangre produciendo de este modo un efecto antagonístico hacia el uso de la cocaína o el alcohol. Sin embargo, el uso de estos medicamentos antagonistas para tratar la adicción a las drogas no impide los antojos, y eliminar los antojos es el objetivo final detrás de cualquier tratamiento creíble.

LA AVERSIÓN

Para aquellos que no pueden viajar, y no tienen acceso a la ibogaína en los Estados Unidos la mejor opción es hacer uso de los medicamentos convencionales que se encuentran actualmente en el mercado. El Dr. Harold C. Urschell es uno de los investigadores que vienen a la mente cuando pensamos en la cura de la adicción, después de haber trazado su premisa en el best-seller del año 2009: *La Curación del Cerebro Adicto*. Algunos de estos medicamentos han demostrado ser eficaces en la reducción de la ansiedad y la prevención de la recaída. Uno de estos medicamentos es el Modafinil, nombre comercial Provigil. Modafinil se creó originalmente con el propósito de tratar los trastornos del sueño y en el proceso probó ser eficaz como medicamento anticonvulsivo, no fue sino hasta los últimos años que se ha comprobado su eficacia como un bloqueador de cocaína. En ensayos recientes los pacientes que tomaron Modafinil han encontrado que los síntomas relacionados con el consumo de cocaína se retrasaron o se reducen significativamente.

Para los centros de tratamiento con la capacidad de ejercer la psicoterapia profunda, el Modafinil (Provigil) para algunos, es una buena opción debido a que la droga promueve un sueño prolongado, y para un adicto que ha estado en movimiento constante con poco sueño durante meses si no años, no hay nada más importante que el sueño. Les permite dormir durante el tiempo que su mente y su cuerpo lo requieren, mientras se les proporciona solamente alimentos nutricionales en sus momentos de vigilia. Después de que el cuerpo haya tenido suficiente sueño, el paciente se despierte encontrándose con una sensacional experiencia que altera su modo de pensar, ya que recibe una fuerte dosis de su realidad y su comportamiento. La duda, la confusión y la ira que experimentaron antes de su sueño profundo, se han disipado y a partir de ese momento todas las decisiones tomadas, ya sean buenas o malas, son decisions y elecciones fundamentas con información. La persona aún puede optar por ir por el camino equivocado, pero todas las excusas han sido eliminadas. Como un hijo del Universo solo tienen a si mismo en quien confiar, y en otros que piensan en su mismo nivel. Los investigadores creen que el Modafini funciona mediante el aumento de la descarga de dopamina en el centro de recompensa del cerebro, produciendo al mismo tiempo, muchas horas de sueño reparador.

Un estudio dirigido por el Dr. Bankole Johnson de la Universidad de Virginia encontró que el topiramato (Topamax) - utilizado para tratar la epilepsia y la migraña - redujo el número de días en que los alcohólicos bebían en exceso, por un 25% más que entre los alcohólicos que recibieron solamente tratamientos terapéuticos.

La Fluoxetina (Prozac), un inhibidor selectivo de la recaptación de serotonina, ha probado ser eficaz en la disminución de los síntomas depresivos y el nivel de consumo de alcohol.

El Topiramato es un fármaco anticonvulsivo. Estudios publicados en la revista Lancet en el año 2003 demostró que los sujetos que recibieron 300 mg / día de Topiramato fueron mucho más propensos a abstenerse del alcohol y el tabaco que los pacientes que recibieron sólo terapia breve.

Otro estudio encontró que el aspecto más importante del tratamiento, si se trata de medicamentos o terapia conductual, es la "adherencia al medicamento" (básicamente, tomar el medicamento como se indica en forma consistente es más importante que el tipo de medicamento). El estudio comparó la Naltrexona y el Acamprosato. Estos medicamentos son para uso en combinación con la terapia médica y de comportamiento, después de un examen médico y psicológico meticuloso, así como el tratamiento de los síntomas de antojos. El nivel y el tipo de dependencia alcohólica, y los síntomas de antojos o efectos físicos del consumo de alcohol, determinará el medicamento (s) que su médico le recomiende.

En su best-seller en el año 2009: *La Curación del Cerebro Adictivo, Programa de Ciencia Revolucionaria basada en la Recuperación de Adicciones y Alcoholismo,* el Dr. Harold C. Urschell afirma: "La adicción es una enfermedad de por vida, y para aquellos atrapados en su red, encontrar un tratamiento adecuado para sus necesidades, también aparenta ser una tarea de por vida". (P 14) Urschell (2009) señala el fracaso abismal de las modalidades tradicionales de tratamiento, la desesperanza y la impotencia integrado en la estructura y la inutilidad de la Terapia del Habla, como el santo sacramento en el tratamiento de la adicción moderna. Urschell (2009) procede a diseñar su propio enfoque científico para tratar el problema. Nos dice que el nuevo sentido de esperanza que el promueve, deriva de una nueva comprensión científica de la naturaleza de la adicción, y que esto, junto con la batería de nuevos medicamentos producidos aunque por otras razones no relacionados con la adicción, ahora nos han permitido controlar la ansiedad y arreglar el daño físico causado al cerebro por la adicción. Esta enfermedad crónica del cerebro interfiere incluso con la capacidad del individuo para responder adecuadamente a la Psicoterapia del Habla. Según Urschell (2009) sólo cuando el cerebro se repara de su daño es cuando el individuo es capaz de participar adecuadamente en terapia del habla o cualquier otra modalidad de tratamiento que requiere la actividad cerebral. Solo nos queda esperar que el optimismo y los predicamentos del Dr. Urschell sean válidos ya que los centros de tratamientos alrededor del país han sido lentos en adoptar las recomendaciones formuladas en su libro. Urschell mismo admite que la investigación es de vanguardia, y que puede tomar algún tiempo antes de que este enfoque en la adicción sea más ampliamente aceptada. Está convencido de que estamos en el comienzo de una nueva era en la medicina de la adicción, armados con una nueva visión y un nuevo entendimiento de la enfermedad, más medicamentos de alta tecnología y otros tratamientos que permitirán el éxito de hasta un 90% de los que buscan ayuda. Esto no es sólo una mejora en la tasa de tratamiento, sino que también representa el tipo de cambio de paradigma que nos ayudará a cambiar el entendimiento de la adicción de un hábito vergonzoso que destruye vidas, a una enfermedad tratable. Para aquellos que se han desilusionado con el enfoque tradicional de tratamiento Dr. Urschell les asegura que hay una buena razón para mantener la esperanza.

Urschel (2009) pretende ofrecer una visión integral de la nueva comprensión de la adicción y su tratamiento, armando al lector con la información más reciente sobre el tratamiento, e ideas para ayudarles a sacar el máximo provecho de su programa de recuperación basado por completo y enteramente en la ciencia. Tras poner de relieve el hecho de que el Instituto Nacional de Salud gasta cientos de millones de dólares al año en busca de nuevos métodos y medicamentos para tratar la adicción, pero que los resultados rara vez llegan a los programas de tratamiento clínico de la adicción, el Dr. Urschel declara que es su objetivo alterar estas circumstancias. Urschel (2009) señala el ejemplo de las últimas investigaciones del gobierno realizados sobre las enfermedades del corazón, diabetes y otras enfermedades crónicas. Su argumento es que estas investigaciones se traducen rápidamente en una mejora de la práctica clínica, y no hay razón por la cual lo mismo no debe hacerse por los medicamentos de adicción (p 5).

A pesar de sus críticas concernientes a la modalidad obsoleta ofrecida hoy como tratamiento para la adicción, hay un aspecto que Urschell (2009) no rechaza y este aspecto tiene que ver con lo que el servicio comunitario, junto con la comunidad científica, han llegado a definir como el Modelo de Enfermedad de la Adicción. El Dr. Urschell no solamente adopta este Modelo, sino que también incluye la Psicoterapia del Habla y el programa de 12 pasos de Alcohólicos Anónimos . Esto es bueno, porque a pesar ser considerado y ser criticado como un programa pseudoreligioso de Alcohólicos Anónimos y su organización hermana de Narcóticos Anónimos, sus esfuerzos pueden ser interpretadas como un intento de inculcar un sentido de humildad en el adicto. Es dudoso que este objetivo se logre porque algunos miembros de AA y otros portavoces a veces decepcionan a los demás miembros con su retórica odiosa y su falta de respeto e irreverencia. Aborda la misma arrogancia y el egoísmo que condujeron al individuo al hábito de la addicción. Armados con nuevos conocimientos científicos como el ofrecido por las últimas investigaciones, algunos adictos empiezan a rechazar la noción de desesperanza e impotencia que domina las páginas de AA y la literatura de NA. La humildad ante una sustancia que le ha hecho caer muy bajo, y le hizo cometer algunos de los actos más viles, es algo positivo.

A medida que nos esforzamos para empoderar al individuo con el conocimiento y la comprensión del mundo que les rodea, la desesperanza y la impotencia no son las terminologías más útiles. Urschell (2009) argumenta que la investigación científica ha descubierto y demostrado de manera concluyente que la adicción es una enfermedad física crónica que ataca el cerebro, dañando partes fundamentales de la corteza cerebral y el sistema límbico. El daño cerebral no puede ser revertido mediante terapias de habla, sólo mediante selectos medicamentos nuevos y la sobriedad continua. Sin embargo, cuando se usan en conjunto, estos nuevos medicamentos y terapias habladas, literalmente, puede hacer maravillas.

Urschell (2009) hace las siguientes preguntas: ¿Qué hay de malo en nuestras formas actuales de tratamiento de la adicción? ¿Por qué fallan tan a menudo y tan miserablemente? Obviamente, tenemos que tomar un enfoque completamente nuevo. Necesitamos un cambio de paradigma, un nuevo enfoque que hará para el tratamiento de la adicción lo que hizo la insulina para la diabetes, lo que hizo Prozac para la depresión, y lo que hizo Viagra para la disfunción eréctil. Afortunadamente, la ciencia ha proporcionado recientemente algunas ideas completamente nuevas en la adicción. Ahora podemos decir definitivamente que es una enfermedad crónica, una enfermedad del cerebro que puede y debe ser entendido y tratado como otras enfermedades crónicas tales como diabetes, hipertensión o asma que alteran el funcionamiento fisiológico del cuerpo.

Muchos pacientes me preguntan por qué esto les está sucediendo a ellos. "Todos los que conozco toman alcohol," y luego añaden "¿Cómo es que ellos pueden beber un poco y detenerse, pero yo no puedo?" Otros señalan que sus amigos fuman un poco de marihuana e inhalan unas pocas líneas de cocaína de vez en cuando pero se "mantienen bajo control", mientras que yo me he convertido en un adicto hecho y derecho.(p 10).

Urschel (2009) añade: No podemos decir exactamente por qué se volvió adicto al alcohol o las drogas, pero sí sabemos que hay ciertos factores de riesgo que hacen a una persona más susceptible a la adicción que otras. Estos incluyen:

- La Genética, ciertos factores genéticos pueden aumentar su vulnerabilidad a la adicción.

- Estados Emocionales-Los altos niveles de estrés, la ansiedad o el dolor emocional puede llevar a algunas personas a usar alcohol o drogas en un intento de "bloquear" el tumult emocional. Los niveles y la persistencia de ciertas hormonas de estrés pueden estar asociados con una diapositiva más fácil en la adicción.

- Factores Sociales y Culturales-tener amigos, un socio o una pareja que bebe alcohol o consume drogas regularmente, aunque no sean adictos-podrían promover el consumo excesivo de alcohol o drogas. Puede ser difícil para el individuo distanciarse de estos "facilitadores", o al menos de sus hábitos. Además, la manera glamorosa de beber alcohol es retratado en la publicidad y en los medios de comunicación puede enviar el mensaje de que está bien beber en exceso.

- Edad- Las personas que comienzan a beber a una edad temprana, a los dieciséis años de edad o antes, tienen un mayor riesgo de dependencia o abuso de alcohol.

- Sexo- los hombres tienen más probabilidades de convertirse en dependientes o abusadores del alcohol que las mujeres.

- Historial Familiar- El riesgo de adicción es mayor en las personas que tienen una madre o un padre que son adictos. Estos factores ofrecen pautas generales en cuanto a quién tiene más probabilidades de convertirse en adictos. (p. 11).

En un pasado no muy lejano, era necesario esperar a que un adicto muriera antes de inspeccionar físicamente su cerebro, para su peso, su medida, y la búsqueda de las zonas dañadas. Esta información era útil, pero limitada, ya qye no es much lo que se puede aprender de un cerebro muerto. Hoy en día, las herramientas de alta tecnología, incluyendo MRI (imagen de resonancia magnética), DTI (tensor de difusión) y PET (tomografía por emisión de Posición), nos permiten ver el cerebro con detalles sin precedentes, mientras que está vivo y funcionando. Podemos literalmente, ver el cerebro en acción, medir su capacidad de funcionamiento y trazar una trayectoria tanto de los daños y la reparación a medida que van sucediendo (p 12).

Debido a estos avances científicos, en pocos años hemos aprendido cómo el consumo excesivo de alcohol daña el cerebro a través del tiempo. Tal vez el daño más evidente es la contracción causada por la destrucción de las células del cerebro. Meses, años o décadas de consumo excesivo de alcohol hace que un cerebro de tamaño normal se marchy se encoge. Por lo tanto, los alcohólicos / bebedores literalmente tienen menos materia cerebral con que funcionar. Este es un hecho que se ha documentado una y otra vez. Gran parte de la contracción del cerebro se produce en la corteza del lóbulo frontal del cerebro. La corteza es la capa externa del cerebro, un área fuertemente plegado completo de ranuras que se envuelve alrededor y sobre el cerebro. El lóbulo frontal, que se encuentra justo detrás de la frente, juega un papel importante en la memoria, el juicio, el control de impulsos, resolución de problemas y otras habilidades intelectuales, y también influye en la regulación de la conducta social y sexual. Daños en esta área del cerebro, dificulta o en muchos casos, imposibilita la comprensión del adicto, quien no acaba de entender por qué estar en un estado continuo de embriaguez es tan peligroso y por qué es importante prestar atención a cosas como el trabajo, la familia y la salud. No es sorprendente que el cerebro dañado puede encontrar casi imposible concentrarse en la recuperación de la adicción.

El lóbulo frontal no es la única parte del cerebro dañado por el alcohol. El cerebelo y otras partes de la corteza también se marchitan cuando son inundados de alcohol. En conjunto, estas partes del cerebro que ayudan a regular el pensamiento, el razonamiento, la planificación, el balance de la organización, la coordinación, el despertar, correr, bailar, y todos los otros tipos de movimiento (p 87).

Urschel (2009) explica que la adicción tiene un fuerte componente genético: Los hijos de un adicto tienen por lo menos un 50% de posibilidades de convertirse en adictos.

Sin embargo, la tendencia genética sólo indica un riesgo. Los que nunca usan alcohol o las drogas no puede convertirse en adictos. Por lo tanto, es extremadamente importante que los hijos de alcohólicos y los hijos de toxicómanos, se enteren de que la abstención es la mejor prevención. También es importante tener en cuenta, añade Urschel, que el alcoholismo y la drogo-dependencia a veces se salta de generaciones. Esto puede deberse a que los hijos de alcohólicos y toxicómanos tienden a presenciar de primera mano los efectos de la adicción sobre el adicto y sobre la familia y deciden como resultado no beber o usar drogas en lo absoluto. Sin embargo, sus propios hijos, que bien pudieron haber heredado la misma susceptibilidad genética a la adicción que atrapó a su abuelo-no se abstengan.

Los estimulantes como la cocaína y las diversas anfetaminas (especialmente metanfetamina) son medicamentos de abuso populares, sus usuarios abarcan todo la gama de clases sociales y económicas. Tanto individuos de tan solo doce años de eday así como uno de setenta y cinco pueden encontrarse adictos a la cocaína en sus diversas formas, o a la metanfetamina. El uso repetido de estimulantes puede alterar significativamente el equilibrio de las sustancias químicas en el cerebro, lo que afecta su estado de ánimo, el sueño, el nivel de energía, y lo más importante su capacidad de pensar. Estos desequilibrios químicos cerebrales causados por adicción a los estimulantes pueden causar antojos graves durante el período de sobriedad temprana (hasta 6-8 meses después de suspender el estimulante) y esta grave consecuencia por el estimulante, así como la dificultad para pensar con claridad puede causar un alto riesgo de recaída. La ciencia ha hecho progresos significativos en el desarrollo de nuevas procedimientos para la terapia de habla enn donde los adictos que logran mantener la sobriedad por un tiempo específico son recompensados con cupones para alimentos y otros productos útiles. Sin embargo, incluso con estos nuevos tratamiento psicosociales, la tasa de deserción de estos tratamientos se mantienen en más de un 50%. Urschell (2009) señala que hasta la fecha, ningún medicamento ha sido específicamente aprobado por la FDA para el tratamiento de la dependencia de estimulantes, sin embargo, una variedad de medicamentos para la adicción a los estimulantes han sido probados en numerosos ensayos científicos patrocinados por el Instituto Nacional de la Salud , pero hasta el momento ninguno de ellos ha generado una gran expectación o entusiasmo entre los especialistas en tratamiento de adicciones. Urschel concuerda con la evaluación realizada por otros expertos que **Modafinil** (Provigil nombre comercial), que se utiliza para tratar trastornos del sueño, sí muestra una promesa real como un medicamento oral para la adicción a la cocaína, posiblemente mediante la reducción de los síntomas de antojos. Los investigadores científicos creen que **Modafinil** aumenta la descarga de dopamina en el centro de recompensa del cerebro, y que esto actúa para producir largas horas de sueño reparador.

Dr. Mark Willenbring, quien supervisa la investigación científica en el Instituto Nacional de Alcoholismo y Abuso de Alcohol, dice que el alcoholismo ha llegado a un punto similar a la depresión hace 30 años - cuando el desarrollo de Prozac y otros antidepresivos se encargó de remover la salud mental de los asilos, y ponerlo en manos de las oficinas de los medicos especialistas y en los hogares de los afectados por la depression. Creo firmemente que habrá un "Momento Prozac ", Willenbring dice," "cuando los médicos de atención primaria comiencen a manejar alcohólicos funcionales.

Se cree que los ISRS alivian la depresión mediante el aumento de los niveles del neurotransmisor serotonina en el cerebro. Los neurotransmisores son sustancias químicas que actúan como mensajeros en el cerebro. Es importante para que estos "mensajeros" funcionen correctamente. Un trastorno del estado de ánimo, tales como la ansiedad o depresión, a veces se puede explicar por anormalidades en la actividad de los neurotransmisores. La investigación científica sugiere que el neurotransmisor serotonina juega un papel importante en la regulación del estado de ánimo. Los ISRS se utilizan para corregir un desequilibrio de los niveles de serotonina en el cerebro. Al igual que otros inhibidores de la recaptación ISRS lo logra mediante el bloqueo de la «recaptación» de la serotonina. La Recaptación es la absorción de neurotransmisores a la sinapsis, la punta del nervio que se extiende hacia fuera para conectar con otro. Estos dos nervios entran en contacto uno con el otro, pero el espacio entre los dos es equivalente al espacio entre dos imanes que se enfrentan, cada uno con su polo positivo que nunca se tocan, sin embargo hay una enorme energía y actividad dentro del espacio abierto. El espacio entre dos nervios es donde GABA, serotonina y otros estabilizadores y sustancia química del cerebro residen, hay una tendencia por parte de algunos de estos neurotransmisores que volver a la célula, acción que conocemos como recaptación o reabsorción. Si se trata de GABA, o serotonina o cualquiera de las otras sustancias químicas diseñadas para hacernos sentir bien, esa química desarrolla su actividad en el área entre el final de células nerviosas, o sinapsis. Cuando la recaptación ocurre, los sentimientos que derivan de la actividad de estos neurotransmisores desaparecen, por lo tanto la depresión, la ira, la ansiedad y la confusión ahora ocupan el lugar de lo que se suponía deberían ser sensaciones normales agradables. Al bloquear el proceso de la recaptación de serotonina, ISRS, permite más disponibilidad de serotonina en la sinapsis, el espacio entre las terminaciones nerviosas.

En un estudio reciente, controlado con placebo, este medicamento, a una dosis de 200 mg por día, en combinación con la terapia del habla aumentó la capacidad de algunos adictos a abstenerse de utilizar la cocaína, así como la reducción de sus antojos. Otro medicamento, propranolol (Inderal nombre comercial) también parece ayudar a disminuir los síntomas de antojos de la cocaína. Algunos de los medicamentos más prometedores utilizados para este objetivo incluyen Topamax (topiramato) y Lioresal (Disulfiram). Los investigadores científicos están aún evaluando una nueva vacuna (administrada por inyección) que funciona mediante el uso de anticuerpos contra la cocaína para evitar el acceso al cerebro.

En general, las similitudes entre las formas en que los principales estimulantes, cocaína y la metanfetamina, afectan el cerebro, permiten que estos medicamentos se utilicen para tratarlos. Wellbutrin parece haber mostrado una buena evidencia clínica que puede asistir en la reducción de las recaídas en adictos a la metanfetamina, a pesar de que no parece trabajar con adictos a la cocaína (p. 78).

EL CENTRO INTERNACIONAL PARA EL DESARROLLO INTELECTUAL

En lo que se refiere a los que optan por el tratamiento médico por su tartar su adicción, debe quedar claro que nuestro protocolo es sólo para los individuos decididos a mantener las sustancias tóxicas fuera de su sistema. Es a la vez basada en la evidencia y diseñado para reparar el daño que la persona adicta ha infligido a su cerebro y su sistema nervioso. Después de la desintoxicación y otros 21 días de recibir psicoterapia de la forma mas intensive, el ex-adicto estará listo para tomar su lugar en la sociedad, pensando y produciendo los servicios de los cuales otros se beneficiarán. El antiguo sistema de tratamiento residencial que no hace más que drenar a los pagadores de impuestos y enriquece a los estafadores que hacen una buena vida con el sufrimiento de los demás es una cosa del pasado, y estamos decididos a asegurarnos que esto siga siendo así. Con la nueva revolución en el tratamiento médico para la adicción, junto con la psicoterapia del habla comprensiva y profunda para la fijación de las aplicaciones subyacentes que conducen a la adicción, el tratamiento de abuso de sustancias químicas, tal como existe hoy en día son obsoletos y en decadencia. Los ex adictos que conservan un sentido de respeto y compasión por los demás van a llenar los puestos de esta organización para server a sus compañeros de una forma que nadie más ha estado dispuesto a server.

Un dólar simbólico con su nombre es todo lo que los adictos necesitan con el fin de recibir los servicios del Centro para el Desarrollo Intelectual (CIDI), formando parte instantáneamente del sistema de apoyo extraordinario ofrecido por la organización. Todos nuestros miembros trabajan, todos nuestros miembros producen, todos nuestros miembros viajan y todos nuestros miembros votan, independientemente de su origen. El CIDI existe para un propósito y un solo propósito,que es la de empoderar a sus miembros. Nuestra misión es la productividad de nuestros miembros, con la intención de una vida libre de deudas y financieramente independiente.

El método del ICID no sólo transformaráa al adicto, sino que también va a transformar a su comunidad, una mente a la vez, eliminando la ignorancia y la confusion que constituyen la base de la miseria que define la vida de las personas en situación de pobreza.. Al hacer nuestro camino en las mentes y los corazones de las personas, ya sea en la cárcel, en sus hogares o en su entorno social, esta organización tiene la intención de eliminar todos los vestigios de la criminalidad.

Para los centros de tratamiento, como el nuestro, con la habilidad de impartir la psicoterapia real e intensa, el Modafinil (Provigil) parece ser una perfecta opción, ya que este fármaco promueve mayor tiempo total de sueño y para un adicto que ha estado en movimiento constante durante seis meses o más, es muy importante el sueño como parte de su recuperación.

Nuestro Protocolo- 3 Fases:

1. El tratamiento médico de reparar el daño hecho al cerebro y al sistema nervioso.

2. Un proceso terapéutico intenso basado solamente en la realidad y las causas subyacentes que conllevaron a la adicción.
3. Un sistema permanente y agresivo de sobriedad que elimina las posibilidades del fracas.

NUESTRO ENFOQUE TERAPÉUTICO

Todos los miembros del Centro Internacioal para el Desarrollo Intelectual serán participantes activos en el debate en torno a las drogas, su producción, su uso, su abuso y los efectos que tiene sobre el organismo humano. Esto será especialmente cierto para las personas que reciben servicios de tratamiento, ya que tienen un largo camino que recorrer para eliminar el estigma de debilidad, preparando así al paciente a tomar un papel más activo y determinante en su recuperación y empoderamiento. Se les informará de todos los participantes en el tema de las drogas, su punto de vista, su punto de partida, y el papel que nuestra organización puede desempeñar en la aclaración de algunas de las confusiones que aún prevalecen en este debate. Estos clientes habilitados tendrán un papel importante en ayudar a gestionar el aspecto psicoterapéutico del centro, siempre con compasión hacia los demás, y con un enfoque determinado su propia recuperación.

Reconocemos que un centro psicoterapéutico puede ser eficaz con un solo marco teórico de tratamiento. Un enfoque ecléctico es inevitable sólo porque los seres humanos, independientemente de su edad, vienen en una variedad de formas y colores, eufemísticamente hablando, y la respuesta conductual a un trauma también es grande y variada, pero hay algunos métodos de tratamiento que son eficaces en casi todas las circunstancias, sobre todo si tiene que ver con el deseo de un alto auto-estima. Las modalidades de tratamiento son las siguientes:

A. **Tratamiento Verbal**

La modalidad de tratamiento principal que se utilizará en el Centro Internacional para el Desarrollo Intelectual se conoce como tratamiento verbal, un método introducido oficialmente por Joseph Breur en la primera parte del siglo XIX, Trabajando con las notas de su paciente Anna O, Breur compartía sus notas de este protocolo con su colega Sigmund Freud quien más tarde popularizó el tratamiento al darle su propio sello como psicoanalista. En este método, se anima al individuo a expresarse abiertamente y sin interferencias, poniendo énfasis en la verdadera causa de su aflicción y de los comportamientos que podrían estar contribuyendo a la misma. La unica interrupción que se permite en este caso es el del analista/terapeuta, designado a asistir al paciente a comprender su propia realidad. Las expresiones son estudiadas a fondo y analizadas intensamente por el analista. Una vez completado este estudio, el analista procede a desarrollar, con la cooperación del paciente, un plan de tratamiento. En este plan de tratamiento el individuo se compromete voluntariamente a dar algunos pasos hacia su propio mejoramiento emocional y conductual. Con cierta frecuencia le toca al analista revisar el plan de tratamiento para evaluar el progreso o la falta de ello. Esto lo hace conjuntamente con el cliente, y en base a dicha evaluación se determinará el curso de acción en el proceso de cambio.

B. Terapia Racional

La segunda modalidad del tratamiento presentado oficialmente a principios de 1970, por el psicólogo estadounidense Albert Ellis, conocido como Terapia Racional o TR. Debido a su enfoque que consiste en asistir a los clientes a comprender su filosofía personal y a entender las creencias contenidas que contribuyen a su propio dolor emocional, este enfoque por razones obvias es más aplicable a los adultos y adolescentes, más que a los niños en el programa. Terapia Racional, o como más tarde se llamó la Terapia Racional Emotiva Conductual; subraya el análisis racional y la reconstrucción cognitiva, adoptando la idea de que mediante la comprensión de la irracionalidad, del modo de pensar, del comportamiento y actitudes auto-destructivas, estos jóvenes pueden estar en la mejor posición para alterar su curso de acción.

C. La Terapia de la Realidad

La Terapia de la Realidad, es una que emana desde el interior del Centro Internacional para el Desarrollo Intelectual. Esta forma de terapia es eficaz tanto con los niños y adolescents como con los adultos en el programa, ya que hace hincapié en la ciencia como base para encontrar y definir su lugar en el universo. En última instancia, esa la meta y el objetivo del CIDI. Aquí los jóvenes podrán hacer un análisis adecuado de los defectos de las generaciones que les precedieron

para cursar un camino libre de prejuicios y las peque-
ñeces de sus antepasados. Las múltiples manifestaciones de racismo e infantilismo intelectual son temas
que se abordarán continua y seriamente en esta organización, mientras preparamos a nuestros niños y jóvenes para desempeñar su papel de liderazgo.

LA PROPUESTA DE PLAN DE RECUPERACIÓN

En el nuevo enfoque de la adicción ofrecida en este libro los centros de recuperacion para los adictos serán lugares en donde el paciente o cliente desempeña un papel importante. Estarán establecidas y administradas por la organización, sin embargo, los propios pacientes juegan un papel importante en su construcción y mantenimiento. La propuesta en sí representa un cambio radical en la financiación de estos centros de recuperación. El programa es presentado de la siguiente manera:

Propuesta

La siguiente propuesta apoya un programa cuyo objetivo final es acabar con la adicción, la enfermedad que ha destruído innecesariamente muchas vidas y arruinado el funcionamiento efectivo de muchas comunidades alrededor del mundo.

Si bien la adicción en sí tiene muchas manifestaciones, como por ejemplo la adicción a la estupidéz, la adicción al temor mejor conocido como la ansiedad, o la adicción al mal comportamiento, por nombrar unos cuantos, esta propuesta está dirigida específicamente a la creación de una salida para las personas que vienen en busca de tratamiento para su enfermedad y que han sido decepcionados por un sistema cuyo mandato se supone, consiste en brindarles el mejor tratamiento posible. Cualquier persona que haya pasado por el tratamiento o que haya trabajado en uno de estos centros de tratamiento, pueden atestiguar de hecho, que a los pacientes se les ha estado haciendo una enorme injusticia.

Cura es la palabra que usamos hoy en el nuevo enfoque revolucionario para el tratamiento de la adicción, porque hemos visto suficientes casos en que los individuos superaron permanentemente su dependencia a las sustancias químicas, incluyendo el alcohol. Esa realidad nos da derecho a hacer uso de ese poderoso, aunque controversial término.

Lo que los adictos necesitan más que todo es un ambiente libre de estrés, en donde una psicoterapia profunda pueda realizarce. Hasta la fecha, dos sustancias se han asociado con la palabra cura, referente al tratamiento de la adicción. El primero es el Tabernanthe Iboga (Ibogaína), que se cultiva principalmente en la región de África central, y el otro es un relajante muscular denominado Baclofen se utiliza principalmente para aliviar los espasmos musculares en pacientes que sufren de esclerosis múltiple, lesión de la medulla espinal y de la condición conocida como esclerosis lateral amiotrófica (enfermedad de Lou Garry). Resulta que Baclofen, tambien conocido como Leoresal, también ha demostrado ser eficaz en el control del Hipo Severo. Estas son las dos únicas sustancias que hasta la fecha se han asociado con la palabra "cura".

El extracto de la raíz de la planta Iboga Tabernanthe es un alcaloide llamado ibogaína. Este alcaloide se utiliza en todo el mundo para liberar permanentemente a los pacientes de su dependencia a los opios de todo tipo, incluyendo la Metadona y la Suboxone. Estos dos medicamentos actualmente se están utilizando para controlar la dependencia de opios, pero son costosos y más adictivos que la sustancia que fueron diseñados a reemplazar que es la heroína. Lo bueno de la ibogaína es que generalmente se necesita una sola vez en la vida del paciente. Se administra en un establecimiento sanitario, bajo la más estrictas directrices. Algunos pacientes encuentran que de la experiencia psicoterapéutica con ibogaína es tan placentero e intenso que deciden repetir un par de veces más, sin embargo estas repeticiones no tienen nada que ver con la necesidad de ser rescatado de la esclavitud de la droga de su elección. Algunos repiten la experiencia para sentirse más seguros en su proceso de recuperacion. Un tratamiento psicoterapéutico continuo e intense, acoplado un sistema eficaz de apoyo para la sobriedada, ha reducido enormemente las posibilidades de que el paciente vuelva a su antiguo comportamiento autodestructivo. Los pacientes que eligen la opción de ibogaína se dirigirán a las clínicas médicas fuera de los Estados Unidos, ya que el proceso no esta disponible en el territorio Americano.

El CIDI apoya el uso de estos dos productos para los pacientes informados que eligen ir por ese camino en la desintoxicación de las sustancias a las que han sido esclavizados, pero lo más importante, es nuestra misión de crear ese ambiente en el que el adicto puede encontrar la paz, la comprensión y el cuido que se merecen.

Por otra parte, Baclofen es un medicamento mucho más disponible y también posee enormes efectos curativos en pacientes que optaron por este método de tratamiento. La diferencia entre el Baclofen y la ibogaína es que se tiene que utilizar como medicamento de mantenimiento. En otras palabras, el paciente esta atado a una dosis diaria de por vida, aunque la dosis en muchos casos es extremamente baja para prevenir o controlar los antojos, algo similar a la insulina, para los diabéticos, o atenolol para la hipertensión.

Los adictos dependientes de estimulantes como el alcohol, la cocaína y otros tienen la suerte de que Baclofen está disponible con o sin receta médica. Dr. Ameisen ha descrito el protocolo que funcionó efectivamente en su caso, y los adictos, con el apoyo de sus seres queridos pueden llegar a la variación de la dosis que mejor funciona para ellos. En este caso, el Centro servirá sólo como un lugar de reposo y tranquilidad, dondelos pacientes tendrán acceso a la mejor asesoría para guiarlos hacia su auto-empoderamiento mientras se recuperan.

Los miembros del Centro Internacional para el Desarrollo Intelectual podrán elegir entre una de estas opciones o ninguno, optando sólo por una intensa psicoterapia, y apoyo también de por vida.

Uno de los components principals del CIDI es un programa de construcción que ofrece a los pacientes la oportunidad de participar en un proyecto global de construcción que los beneficiará tanto a ellos mismos como a los otros miembros de la orgaización. A través de la orientación de expertos, los miembros desempeñan un papel en la construcción y el mantenimiento de sus propias viviendas, y con el tiempo, ampliando y mejorando su estatus a medida que logran la estabilidad total como miembros productivos de la sociedad.

Los fondos se están buscando para apoyar un movimiento para la compra y rehabilitación de propiedades recaídas en cualquier parte del país y ponerlas a disposición de los hombres y las mujeres que se encuentran en el proceso de recuperación. Ellos participarán en el proceso de reparación de la propiedad y vivirán juntos en estas propiedades, mientras que poco a poco recuperan su lugar en la sociedad. Un préstamo o donación inicial de $100,000 dólares es todo lo que se require en este momento para la rehabilitación y activación de una propiedad que albergará más de 6 personas de alta energía en el proceso de reclamar su lugar en la sociedad. El pago de la renta semanal de $100 por cada uno de estos individuos liberados es suficiente para pagar el préstamo, repitiendo el proceso una y otra vez alrededor del país y en todo el mundo dando a todos los adictos una oportunidad real de recuperar sus vidas.

La recaudación de los fondos para los primeros $100.000, es el propósito de esta propuesta y la organización contribuirá en una variedad de maneras en cómo se recaudarán estos fondos.

Esta propuesta, sin duda alguna pretende crear un nuevo enfoque para el tratamiento de la adicción, un enfoque que no se opone a la inclusión de la palabra "cura" como meta y destino final. Administrado por el Centro Internacional para el Desarrollo Intelectual este programa se centra en dos sustancias con resultados positivos en el tratamiento de la adicción adecuadamente documentados.

Igual en importancia como el medicamento que se utiliza en este protocol, es la psicoterapia profunda a la que se someten los pacientes. Este enfoque terapéutico permite que los pacientes arriben a la causa subyacente de su comportamiento autodestructivo, eliminando asi sus efectos nocivos de una vez por todas.

Después de la desintoxicacion; una intervención que se lleva a cabo en una facilidad médica; el paciente se somete a un proceso psicoterapéutico profundo en la que el paciente goza de un entorno seguro y de apoyo mutuo. Las siguientes características contribuyen a reducir las posibilidades de recaimiento:

1. Un entorno seguro y de apoyo durante el tiempo que lo necesiten.
2. Continuidad de psicoterapia profunda.
3. Orientación y asesoramiento financiero
4. Empleo
5. Avance académico.

Todos estos son proporcionados por la organización de una manera disciplinada y ordenada, permitiendo que los pacientes se conviertan instantáneamente en contribuyentes en el ambiente que los rodea y donde residen. La gratificación inmediata de esta medida es el incremento de la autoestima y un sentido de confianza sobre su lugar en el mundo. Para los propósitos de este programa, el Centro para el Desarrollo Intelectual se enfoca en propiedades infravaloradas y en necesidad de rehabilitación.

El CIDI hace un uso intensivo de equipos de audio y vídeo en todos sus establecimientos, específicamente sus centros de guardería, para garantizar la seguridad absoluta de todos nuestros niños. También se utilizaránestos equipos en los centros educativos para facilitar el proceso de aprendizaje, y en sus centros terapéuticos permitiendo a los clientes escucharse y observarse a sí mismos durante las diversas etapas del proceso de crecimiento. Esto se hace principalmente para el propósito de la seguridad, pero también sirve para ayudar a los profesionales en la observación del niño y los adultos jóvenes en sus diversas manifestaciones. Esta técnica funciona, ya que ayuda tanto al niño como el joven adulto en un proceso de auto-análisis, y ayuda a los profesionales a ser más eficaces en el análisis y la comprensión de los niños y adultos jóvenes con los que trabajan. Como buenos observadores y pensadores avanzados, nuestros profesionales estarán completamente equipados para impactar las vidas de los niños y jóvenes que funcionan dentro del seno de la organizacion.

EL TRATAMIENTO DE LA ADICCIÓN Y LA POLÍTICA DE LAS DROGAS

Una organización no gubernamental comprometida a capacitar a sus miembros intelectualmente no estaría completa sin un análisis del impacto de las drogas ilícitas, no sólo nuestra sociedad sino en el mundo en que vivimos. Las drogas ilícitas impactan a los que servimos, así que es inevitable que se tome el tiempo para hacer un análisis detallado de este tema, y definir la actitud que nuestra organización tiene la intención de mantener sobre tema. No hace falta decir que la violencia generalizada producida por el tráfico ilícito de drogas no se limita a los Estados Unidos, aquí los niños atrapados en los fuegos cruzados de las guerras de pandillas son asesinados casi todos los días, pero la situación parece ser aún peor en los países del sur de los Estados Unidos y el Caribe, donde los jóvenes compiten por la oportunidad de llevar sus productos al mercado abusivo de drogas que existe en los Estados Unidos. Un componente necesario de la actividad intelectual es el reconocimiento de la realidad del entorno social, a pesar de nuestros esfuerzos para promover el crecimiento intelectual y la autonomía intelectual, reconociendo el encanto lucrativo que el negocio del tráfico de drogas representa, en muchos casos, es un obstáculo casi insuperable de nuestros esfuerzos para ayudar a un buen número de adolescentes. Esta realidad nos obliga a revisar y discutir ideas como la despenalización, la decriminalización e incluso la legalización de las drogas, ideas que sólo pueden ser discutidas adecuadamente por personas con inteligencia avanzada.

Un daño adicional causado por nuestra política hacia las drogas es que los seres humanos tratan de escapar de las zonas asoladas por la delincuencia en los países del sur de los Estados Unidos, se dirigirán al único país en el que puedan tener acceso a su mera supervivencia económica. Sin embargo, cuando persiguen esta, su única opción, inmediatamente se convierten en criminales en virtud de este esfuerzo por sobrevivir. Cuando son capturados y eventualmente deportados a su país de origen, este siendo inhabitable por el tráfico y la violencia que originalmente intentaron escapar, la desolación, la desesperación y el crimen a menudo se convierte en su única opción de supervivencia.

Al contemplar las tres palabras mencionadas anteriormente: *la despenalización, la decriminalizacion y legalización* , valdría la pena echar un vistazo a las sociedades que han experimentado estos conceptos. Todos nos hemos familiarizados con el caso de Holanda, donde se informa que utilizan a voluntad, los tipos de drogas que son ilegales en los Estados Unidos. Las opiniones varían en cuanto a los resultados reales de la experiencia sobre la accesibilidad de drogas en Holanda, pero una experiencia más reciente con la accesibilidad de drogas se puso en práctica en Portugal, altamente controversial en su naturaleza y con una gran cantidad de predicciones sobre su inminente fracaso. Sin embargo, en un artículo publicado el 7 de Abril del 2009, en la revista *Scientific America* titulado: Cinco Años Después: La política de despenalización de las drogas de Portugal muestra resultados positivos, el escritor Brian Vastag sostiene que desde el inicio del experimento en el año 2001, las muertes callejeras relacionados con las drogas por sobredosis, se redujeron significativamente , al igual que los casos de nuevas infecciones por el VIH. Para hacerle frente a un número creciente de muertes y casos de VIH relacionados con el abuso de drogas, el gobierno portugués en 2001 intentó una nueva táctica para tener un control de este dilemma. Decriminalizó el uso y posesión de heroína , cocaína, marihuana, LSD y otras drogas callejeras ilegales. Cinco años más tarde, el número de muertes callejeras por sobredosis de drogas se redujo de alrededor de 400 a 290 al año, y el número de nuevos casos de VIH causada por el uso de agujas sucias para inyectarse heroína, cocaína y otras sustancias ilegales se desplomó de casi 1.400 en el año 2000 a cerca de 400 en el año 2006. La atención se centró en el tratamiento y la prevención en lugar de encarcelamiento a los usuarios, y esta acción disminuyó el número de muertes e infecciones, así que en vez de ser puesto en la cárcel, los adictos acuden a los centros de tratamiento donde aprenden a controlar su consumo de drogas o come dejar las drogas por completo. Vastag (2009), nos da algunos detalles de la experiencia portuguesa, informándonos que en virtud de la ley del 2001, las sanciones para las personas atrapadas en negociaciónes y el tráfico de drogas no ha cambiado, que los distribuidores siguen encarcelados y sometidos a multas, dependiendo del delito. Pero las personas atrapadas con uso o posesión de pequeñas cantidades-definida como la cantidad necesaria para los 10 días de uso personal-son llevados ante lo que se conoce como una "Comisión de Disuasión", un cuerpo administrativo especial compuesto por tres personas. Que había varias de estas comisiones las cuales incluyen cada uno al menos un abogado o un juez y un médico o un trabajador social. Vastag (2009) nos dice, el panel tiene la opción de recomendar un tratamiento, una pequeña multa o sanciones de ningún tipo. Vastag (2009) luego cita a Walter Kemp, portavoz de la Oficina de Naciones Unidas contra la Droga y el Delito, quien indica que la descriminalización en Portugal "parece estar funcionando y que su oficina está poniendo más énfasis en mejorar los resultados de salud, como la reducción de las infecciones transmitidas por la aguja. La legalización de las drogas, sostiene Vastag (2009), elimina todas las sanciones penales por la producción, venta y consumo de drogas; ningún país ha probado al contrario, la despenalización, como se practica en Portugal, elimina las penas de cárcel para los consumidores de drogas, pero mantienen las sanciones penales para los distribuidores. España e Italia también han despenalizado el uso personal de drogas y el presidente de México ha propuesto hacer lo mismo (p. 1) La revista *Economista*, del 29 de Agosto del 2009, publicó un artículo titulado: "Tratar, No Castigar" No se menciona a un autor específico para el artículo pero hizo mención continua referente a un estudio realizado por el abogado constitucionalista Glenn Greenwald sobre la experiencia Portuguesa con respecto a la despenalización de drogas. Greenwald en ella se dice que argumenta que las evidencias en Portugal desde el año 2001 es que la despenalización del uso y posesión de las drogas tiene muchos beneficios y sin efectos secundarios dañinos, a pesar del hecho de que en el 2001 los periódicos de todo el mundo llevaron informes gráficos de los adictos que se inyectan heroína en las sucias calles de un barrio de Lisboa. Cuando se encontró un mochilero británico joven en estado de coma en una esquina de la calle de Lisboa, el gobierno tomó las medidas necesarias, y el resultado fue una ley de despenalización en el país. El uso personal y posesión de todas las drogas, incluyendo la heroína y la cocaína fue permitido. Los medios de comunicación extranjeros, expresaron inquietud de que los centros turísticos se convertirían en un espacio donde los turistas serían permitidos a drogarse abiertamente. Algunos políticos conservadores llegaron hasta el punto de denunciarlo como una locura, convencidos de que aviones cargados de estudiantes extranjeros se dirigían para el Algarve a fumar marihuana sin preocupación alguna. Luego, el informe evalúa las políticas de drogas de Portugal en el contexto del enfoque de las drogas en los Estados Unidos. Los marcos legales de cada país, así como la tendencia hacia la liberalización, se examinan para permitir una evaluación comparativa significativa entre los datos portugueses y estadounidenses. La conclusión de Greenwald fue: juzgandovirtualmente por prácticamente todas las métricas existentes, el marco de descriminalización portugués ha sido un éxito rotundo, y que dentro de este éxito, se encuentra una lección evidente que debería guiar los debates sobre políticas de drogas en todo el mundo (p. 1)

En su informe anual sobre el estado de la política global de las drogas, las Naciones Unidas opinó sobre la experiencia Portuguesa elogiando las medidas de despenalización de las drogas tomadas en ese país Europeo. Esta informacion nos llegó por medio de un artículo publicado el 24 de junio del 2009 en el *Huntington Post*, por el escritor Ryan Grim. Esto es importante debido a que en años anteriores, el zar antidroga de la Organizacion de las Naciones Unidas había expresado escepticismo sobre la despenalización en Portugal, ya que se habían eliminado las sanciones penales en el 2001 por posesión personal de drogas, reemplazando el tratamiento por el encarcelamiento. El Zar de antidrogs de la ONU, declaró que la política estaba en violación de los tratados internacionales sobre las drogas, pero después de una misión a Portugal en el año 2004, la Junta Internacional de Fiscalización de Estupefacientes señaló que la adquisición, la posesión y el uso indebido de drogas seguian siendo prohibidos, pero que la práctica de eximir las pequeñas cantidades de drogas de la acción penal está en consonancia con los tratados de fiscalización internacional de drogas. Ryan Grim autor del reporte en el Huntington Post comentó que el Director Ejecutivo de la Oficina de Drogas y Crimen de las Naciones Unidas, Antonio Maria Costa, ha estado examinando y explorando el debate sobre los controles de drogas, reconociendo que los intentos de controlar el flujo y el uso de drogas han generado un mercado negro ilegal de macro proporciones-económicas, los cuales utilizan la violencia y la corrupción como sus principales herramientas. Grim (2009), añadió que a pesar de la mente abierta de Costa sobre el tema, Jack Cole, director ejecutivo de Law Enforcement Against Prohibition (LEAP), un detective de narcóticos ahora jubilado, se opuso a la clasificación del informe de la política actual de control, comentando que el zar de la droga, Costa quiere hacernos creer que el movimiento por la legalización está aclamando por la abolición de la fiscalización de drogas, pero es todo lo contrario, añadió; exigimos que los gobiernos reemplazan la fracasada política de prohibición con un sistema que regula y realemente controla las drogas, incluyendo su pureza y precios, así como su produccion y su venta. Cole anadio que el control efectivo no es posible bajo las leyes de prohibición, eso es algo que deberíamos haber aprendido de nuestro fracasado experimento de la prohibición del alcohol en los Estados Unidos entre 1920 y 1933.

CONCLUSIÓN

Los eruditos y los científicos han buscado una cura a este problema molesto durante décadas, sin resultado alguno. Después de haber tropezado con la planta Iboga por hace casi un siglo, es ahora que estamos conscientes que de hecho, podría desempeñar un papel importante en la erradicación de una de las peores plagas de la sociedad moderna. Ahora es posible decir que las respuestas están a nuestro alcance. Es lo más cercano que hemos llegado a declarar que la solución al problema está realmente en nuestras manos. Al adoptar este nuevo enfoque con esperanza y anticipación, es importante recordar que en el pasado se han hecho declaraciones similares a este y que los intentos para curar la addicción, datan a más de cien años atrás. En el siglo XIX, el opio era considerado como una cura para el alcoholismo e incluso Sigmund Freud promocionaba la cocaína como una cura para el hábito de la morfina. Cuando la heroína se procesó para su refinamiento por vez primera, también fue considerado inicialmente como una cura para la adicción a la morfina. Durante los años 40, la droga denominada Demerol, y más tarde Percodan fueron aclamados similarmente como no-adictivos. Más recientemente, hemos oído hablar de los muchos casos de usuarios de la heroína convirtíendose en graves adictos a la metadona, y para muchos, la desilusión y la decepción ya se ha establecido en sus mentes. La misión en la búsqueda del Santo Sacramento de la cura a la adicción continua, mientras los nuevos productos químicos esotéricos se reemplazan unos a otros en la interminable búsqueda de una cura a este problema de la drogadicción. El campo de la medicina ha unido sus cerebros colectivos durante más de 100 años tratando de averiguar exactamente la causa la adicción. Las teorías abundan, pero existía todavía un consenso entre los médicos, los científicos y los investigadores científicos del mundo en cuanto a la naturaleza de esta enfermedad y cómo curarla, por lo que la cura para la adicción continuó eludiendo a la comunidad de profesionales dedicados a asistir a los adictos; por unas cuantas décadas más. Esto se empeoró cuando unas pocas sustancias experimentales que mostraron tener suficientes características positivas con respecto al control y la cura de esta enfermedad, fueron repentinamente prohibidos e ilegales para el consumo humano. No cabe duda de que las razones para declarar estas sustancias ilegales eran de naturaleza política, aunque existían algunas inquietudes por el daño que estas sustancias podrían causar a la salud de la nación, pero esta preocupación fue proclamado como ineficaz y sin fundamento cuando los estudios documentados revelaron cómo este mismo gobierno facilitó la inundación de drogas ilegales en los centros urbanos de ciudades de América del Norte. Digo esto no para avanzar teoría de conspiración alguna, sino para mantener una mente abierta real como sea posible referente a este tema. El objetivo es ofrecer algunas respuestas a las preguntas que los jóvenes han estado pidiendo desde hace décadas: ¿Por qué estoy arruinando mi vida con el uso de estas sustancias? ¿Por qué sigo metiendo la pata?

Estas son las preguntas a las que he dedicado mi vida profesional, un esfuerzo coordinado para entender por qué un individuo por otra parte y dentro de lo que cabe, sano y saludable, eligiría el camino de la auto-destrucción. Al reflexionar sobre el tema de la auto-destrucción, no puedo dejar de preguntarme si esto tiene alguna relación con las palabras del gran cirujano plástico y psiquiatra Maxwell Maltz quien argumentó: será possible que estos humanos tengan dentro de su estructura un mecanismo subconsciente que los obligan a fallar en sus tareas diarias aún cuando en muchos casos se les presenta la oportunidad de truinfar? Maltz (1960) cree que existe dentro de cada uno de nosotros algo que se llama instinto vital, y este instinto de vida está activo las 24 horas trabajando siempre hacia la salud, la felicidad, y hacia todo lo que enriquece la calidad de nuestras vidas. Este instinto vital funciona a través de lo que él se refiere como el Mecanismo del Exito que se supone existe dentro de cada ser humano. Maltz (1960) luego hace argumento perspicaz y detallado sobre el campo de la psicología, indicando que se ha vuelto pesimista respecto a la actitud de los seres humanos y su potencialidad tanto para los cambios como para su prominencia. Maltz cree que esto tiene que ver con el hecho de que los psicólogos y psiquiatras tratan a las llamados "pacientes anormales", y debido a esto la literatura sobre la psicología se ocupa casi exclusivamente con el comportamiento anormal y las tendencias hacia la auto-destrucción. Maltz (1960) continua con un comentario sobre el poder del subconsciente, refiriéndose a ella como un mecanismo de servicio que consiste en que el cerebro y el sistema nervioso son utilizadas y dirigidas por la mente. Maltz (1960) argumenta que este mecanismo creativo que todos llevamos dentro es bastante impersonal, y que trabaja de forma automática e impersonal para lograr los objetivos de éxito y felicidad, o por el contrario, los objetivos de la infelicidad y el fracaso, dependiendo totalmente de los objetivos que el individuo establece conscientemente. Al igual que cualquier otro mecanismo de servicio, Maltznnos dice que nuestro mecanismo creativo se alimenta con la información y los datos que le suministramos, es decir, nuestras creencias, pensamientos, y nuestras interpretaciones de la realidad y del mundo que nos rodea. A través de nuestras actitudes e interpretaciones de situaciones, describimos a nuestro subconsciente los problemas que deben ser resueltos y en las que va a trabajar. En otras palabras, si se le presenta con metas de éxito, funcionará como un mecanismo de éxito, pero igualmente se se le presenta con objetivos negativos, funcionará impersonalmente, y fielmente como un mecanismo de fallo. Si alimentamos nuestro mecanismo creative con información y datos negativos en el sentido de que nosotros mismos somos indignos, inferiores, incapaces (una auto-imagen negativa), estos datos se procesan y como consecuencia nos devuelve la respuesta en forma de experiencia objetiva. Al igual que cualquier otro mecanismo de servicio, nuestro mecanismo creativo hace uso de información almacenada, y responde a las situaciones actuales respect a la solución de problemas corrientes (p.14).

Podríamos avanzar en el argumento añadiendo que cada época tiene su propio conjunto de estructuras psicológicas las cuales el individuo requiere adaptarse para poder avanzar y, finalmente, alcanzar el éxito. Algunas de estas estructuras puede estar basadas en hechos reales o pueden basarse en la mitología, pero cuando son generalizados fuera del ámbito de esos conceptos o principios, los demás pueden ser considerados intrusos, extraños o personas desajustadas. Cabe notar, que hay casos en que la psique individual simplemente no puede adaptarse a la complejidad de los tiempos en que nos encontramos. Resulta que la adicción es sólo una de las manifestaciones de una psique mal ajustado, en la que la persona necesita un poco de ayuda para adaptarse a su entorno social. Si nuestra mission es la de controlar y derrotar la adicción, tendremos que redoblar nuestro para reajustar el psique del individuo. El individuo tendrá que desarrollar una mayor comprensión de sí mismo como parte de la sociedad y el resto del mundo que los rodea. La mayoría de los seres humanos, incluyendo a los adictos, no son conscientes del mundo que les rodea, y aunque la ciencia ha sido fundamental en sacarnos de la Edad Media, seguimos acceptando las creencias que predominaban en esa época. Esta desconexión de nuestra realidad marca el inicio de nuestro desajuste psicológico ya que otros han tomado sobre sí la responsabilidad de explicar lo que ha sido hasta este punto, inexplicable. Esos auto-proclamados "hombres sabios" han hecho su parte dañando a la familia humana, presdigitando su propia imagen de Dios y luego forzando esta imagen sobre los demás. Este acto, que ocurre en varias regiones del mundo en un momento u otro, ha mantenido a la familia humana en un giro psicológico interminable, y como consecuencia se desatan las guerras entre las diversas facciones o países para asegurarse de que su versión de Dios y su versión de la creación prevalezca. El adicto es sólo otro eslabón en la cadena de este ciclo sin final de locura, y es casi imposible de romper el ciclo sin introducir una dosis de realidad al mundo del adicto. Esta dosis de realidad marcará el comienzo del proceso de curación, donde el adicto aprende a reírse de sí mismos y del mundo que los rodea, al reconectarse con su realidad. La comunidad médica ha tenido éxito separar al adicto de cualquier excusa de cual se aferre para justificar su comportamiento autodestructivo. El tratamiento médico, incluyendo el acceso a la ibogaína, e intensa psicoterapia basada en evidencias ha hecho posible que cualquier persona pueda ser tratado con el fin de curarse. Entendemos que muy pocos pacientes se atreven a elegir el camino de la ibogaína, pero para aquellos que lo hacen esta organización va a trabajar con ellos y sus seres queridos en recaudar los fondos necesarios para el paciente para su liberación. Debe quedar claro a estas alturas, que no es solamente el modelo de medicamentos o la ibogaína que curará al individuo de su adicción, sino la intensa terapia a largo plazo proporcionada por la organización y el mecanismo de apoyo sobrio basado en la evidencia a disposición del adicto en recuperación.

Bibliografía

Benoit Denizet-Lewis. *Revista Tiempo* 25 de Junio 2006
Horacio Salinas
Bethesda Maryland Instituto Nacional de Adicción
al Alcohol
Blau, TH (1988) *Psicoterapia Tradecraft: la tecnología
y el estilo de hacer terapia,* Bristol Pa. GrupoTay-
lor Francis Group.
Borden, W. (1999). *Enfoques comparativos de
psicoterapia dinámica breve. Prensa* Binghamton
NY Haworth
Breuer, J. Freud, S, y Luckhurst, N. (2004). *Estudios en
Hysteria.* Nueva York. Penguin Books.
Carter, R. (1999). *Mapping the Mind.* Berkeley y Los An
geles. University of California Press
Dewey, J. (1922) *Democracia y Educación: Una
Introducción a la filosofía de la educación*
New York, Compañía Macmillan.
Dewey, J. (1902). *La escuela y la sociedad.* Chicago IL
Prensa de la Universidad de Chicago.
Ellis, A. (2002). *Superar la Resistencia.* Nueva York NY
Springer Publicadores y Co.
Ellis, A & Blau, S. (1998). *El lector Albert Ellis: una guía
al bienestar utilizando la terapia del comporta-
miento emotivo racional.* Nueva York Kensington
Publicadores Corp.
Ellis, A & Dryden, W. (1997). *La práctica de la
terapia del comportamiento emotivo racional*
Nueva York, Springer Publicadores Inc.

Ikeda, D. (2001) *Educación Soka: Una visión budista de maestros, estudiantes y padres.* Santa Mónica, CA *Revista de la Asociación Médica Americana.* Diciembre 25, 2002 288,. 24, pp 3096-3101Middleway Prensa

Loentz, E. (2007). *Déjame continuar a decir la verdad: Bertha Pappenheim como autor y activista.* Jerusalén. Prensa de la Unión de Colegios Hebreos.

Miller, WR y Rollnick, S. (1987). *Entrevista Motivacional: Preparando las masas para el cambio.*

Miller, WR (1994). *Terapia de elevación motivacional Manual: una guía de investigación clínica de terapeutas tratando usuarios con abuso y dependencia de alcohol. Volumen 20*

Rieber, R, y Robinson, DK (2001). *Wilhelm Wundt en la historia: la realización de una psicología científica.* New York. Plenum Publicadores.

Wampold, BE (2001). *El gran debate de la psicoterapia: modelos, métodos y hallazgos.* Ley NJ Mahwah Lawrence Earlbaum Editores Asociados.

Woodson, C. (1933). *La mala educación de los negros.* SanDiego, CA: Los editores de Tree Book

Wundt, WM (1904). *Principios de psicología fisiológica Volumen 1* . Nueva York. Co. Macmillan.

El Método Científico para la Cura de la Addicción

www.ingramcontent.com/pod-product-compliance
Lightning Source LLC
Chambersburg PA
CBHW060906280326
41934CB00007B/1203